ÉTUDE

SUR

LA VALEUR SÉMÉIOLOGIQUE

DE

L'ECTHYMA

(Accompagnée d'observations recueillies à l'hôpital Saint-Louis.)

RAPPORTS DE L'ECTHYMA AVEC LA SYPHILIS

PAR

Paul MUSELIER,

Docteur en médecine de la Faculté de Paris,
Ancien Interne en médecine en chirurgie des Hôpitaux de Paris (1871-1875),
Médailles de bronze de l'Assistance publique (Externat 1871, Internat 1875)

PARIS

LIBRAIRIE J.-B. BAILLIÈRE ET FILS

19, rue Hautefeuille, près du boulevard St-Germain.

1876

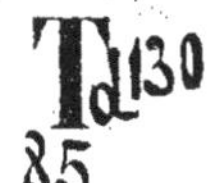

ÉTUDE

SUR LA VALEUR SEMÉIOLOGIQUE

DE

L'ECTHYMA

ÉTUDE

SUR

LA VALEUR SÉMÉIOLOGIQUE

DE

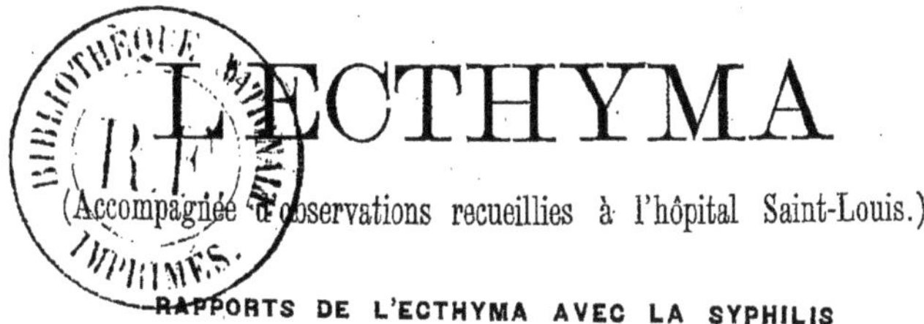

L'ECTHYMA

(Accompagnée d'observations recueillies à l'hôpital Saint-Louis.)

RAPPORTS DE L'ECTHYMA AVEC LA SYPHILIS

PAR

Paul MUSELIER,

Docteur en médecine de la Faculté de Paris,
Ancien Interne en médecine en chirurgie des Hôpitaux de Paris (1871-1875),
Médailles de bronze de l'Assistance publique (Externat 1871, Internat 1875)

PARIS
LIBRAIRIE J.-B. BAILLIÈRE ET FILS
19, rue Hautefeuille, près du boulevard St-Germain.

1876

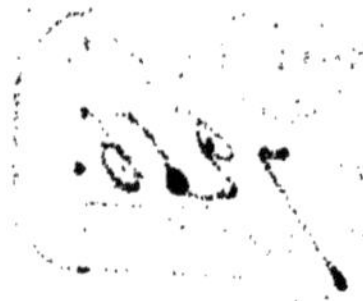

ÉTUDE

SUR

LA VALEUR SÉMÉIOLOGIQUE

DE

L'ECTHYMA

L'étude des maladies de la peau fait voir que la plupart de ces maladies sont dépourvues d'existence propre, individuelle, et qu'elles n'apparaissent le plus souvent qu'à titre de manifestations symptomatiques et de phénomènes secondaires. Les unes succèdent à des causes purement locales (*affections parasitaires*), les autres se rattachent, au contraire, à des conditions d'ordre général, accidentelles où constitutionnelles. D'autres enfin peuvent naître également sous l'influence de ces deux ordres de causes. Parmi ces dernières, l'ecthyma présente un intérêt particulier en raison de la variété des conditions dans lesquelles il peut survenir, et des états morbides dont il peut être l'expression. De toutes les affections cutanées, il n'en est peut-être aucune qui offre autant de variété dans ses causes et autant de mobilité dans ses caractères cliniques, aucune qui possède une importance clinique aussi considérable. Cette considération suffira, je pense, à justifier le choix que j'ai fait pour sujet de ce travail inaugural de l'étude de la valeur séméiologique de l'ecthyma. Quelques mois di nternat, passés à l'hôpital saint-Louis, m'ont permis d'entrevoir l'intérêt de ce sujet et d'utiliser, pour le traiter convenablement, les précieuses ressources des cliniques de cet établissement et les enseignements des maîtres qui les dirigent. Mais je ne saurais l'aborder, sans adresser auparavant des remerciements particuliers à M. le professeur Hardy qui m'a fourni la première inspiration de ce travail, et à mon excellent maître M. le Dr Guibout qui m'a aidé de son expérience et de ses sages conseils. Je remercierai également M. le Dr Lallier et M. le Dr Besnier, médecins de l'hôpital Saint-Louis, pour l'obligeance avec laquelle ils ont mis à ma disposition les recueils de leurs observations.

Mais avant d'aborder ce sujet difficile, peut-être est-il nécessaire de présenter un aperçu général des caractères cliniques et anatomo-pathologiques de l'ecthyma. La première description de cette maladie est due à Willan qui donna une place dans sa nomenclature à l'ecthyma sous le titre d'affection à type pustuleux. Voici de quelle manière il a défini cette affection : « Une affection de la peau caractérisée par des pustules phlysaciées, larges, arrondies, ordinairement discrètes, à base dure et enflammée et donnant lieu à la formation de croûtes plus ou moins épaisses qui laissent à leur suite des maculatures rougeâtres où de véritables cicatrices » (1). Willan a rangé l'ecthyma dans sa classification à côté de la variole, du porrigo et du favus, toutes affections qui n'offrent avec lui que des ressemblances purement extérieures, mais qui en diffèrent complètement par leur nature. Alibert l'a décrit dans sa classe des *eczèmes* où maladies inflammatoires de la peau

(1) Bateman. Abrégé des maladies de la peau. (Trad. Bertrand.)

sous le nom de *phlysacia*, pustule *phlysaciée*, dénomination qui a été conservée. Il décrit deux espèces de phlysacia : le phlysacia aigu, le phlysacia chronique qui comprend le rupia de Bateman. Les disciples de son école ont comme lui confondu l'ecthyma et le rupia en une seule affection. Les autres dermatologistes ont plus ou moins modifié la classification de l'ecthyma, mais tous s'accordent à reconnaître que cette affection peut exister sous deux formes bien distinctes : la forme aiguë, la forme chronique. C'est cette division que nous adopterons dans la suite de ce travail. Mais auparavant nous assayerons de donner une description sommaire des caractères généraux de cette maladie. Le type de là pustule ecthymatique nous est offert en quelque sorte par l'éruption si remarquable que produit l'application du tartre stibié sur la peau. Les pustules développées sous l'influence de cet agent sont très-régulièrement arrondies, de forme plate et comme discoïdes, enchâssées dans le tissu de la peau, environnées d'une auréole assez vive dans l'espace de quelques lignes. Le liquide qu'elles contiennent est, dès le début, louche, opaque et même purulent. Au bout de quelques jours, les pustules s'affaissent et perdent leur résistance et leur plénitude. Elles semblent parfois se déprimer un peu à leur centre, d'où résulte une apparence d'ombilication. Enfin la vésicule se perfore, le liquide se dessèche etune petite croûte noirâtre se forme du centre à la circonférence (1).

Au point de vue anatomo-pathologique, on peut distinguer un certain nombre de périodes dans le développement de la pustule d'ecthyma. Dans une première période, dit d'invasion ou érythémateuse, c'est une simple tache rouge, exanthématique, qui disparaît sous la pression du doigt pour se reformer aussitôt après, et qui offre d'ailleurs une

(1) Bazin. Leçons sur les affections génériques de la peau.

durée variable. La deuxième période, ou période d'état correspond à la formation de la pustule proprement dite. On voit ici la partie centrale de la tache devenir saillante, par suite d'une sécrétion humide qui soulève l'épiderme et qui n'est autre qu'un liquide purulent de couleur grise ou jaunâtre. La circonférence de la pustule garde généralement une teinte inflammatoire, et c'est elle qui constitue cette auréole rouge et congestive qui persiste autour de la pustule pendant toute la durée de son évolution. Dans une troisième période la pustule a disparu, mais on trouve à sa place une croûte plus ou moins large, rugueuse, sèche, assez adhérente, qui persiste, en général, assez longtemps avant de disparaître définitivement. Enfin la quatrième période est marquée par la guérison de la maladie. Cette période présente des phénomènes différents, suivant que la croûte disparaît sans laisser de traces, ou suivant qu'il existe un travail ulcératif après la rupture de la pustule.

Dans le premier cas, on n'observe guère qu'une légère excoriation du derme qui conserve une teinte rouge violacée assez persistante, mais qui ne laisse pas de véritable cicatrice. Lorsque le derme a été entamé par la rupture de la pustule, on constate à la chute des croûtes, des ulcérations plus ou moins larges et profondes qui parfois s'agrandissent par une sorte de soulèvement bulleux circonférentiel, comme dans le rupia. Ces ulcérations deviennent le siége d'un travail de suppuration auquel succèdent plus tard des cicatrices d'abord brunes, violacées, plus tard blanches et tranchant nettement sur la peau qui les environne.

L'étude anatomo-pathologique de la pustule d'ecthyma a été faite avec beaucoup de soin par M. Rayer (1) qui en a exposé les résultats avec une grande précision. « En examinant avec soin, dit-il la pustule à ses diverses périodes, on reconnaît : 1° Que dans un premier état il y a seulement injection sanguine, avec tuméfaction pyriforme du derme ;

2° que dans un second, il se dépose au sommet de ces éle-vures et sous l'épiderme une certaine quantité de sérosité purulente ; 3° que dans un troisième qui survient bientôt après, une matière comme pseudo-membraneuse est dé-posée au centre de l'élevure évidemment perforée ; 4° qu'a-près l'extraction de cette matière et l'enlèvement de l'épi-derme, la pustule apparaît sous la forme d'un petit godet entouré d'un bourrelet dur et volumineux ; 5° enfin, que les jours suivants, le bourrelet s'affaisse en même temps qu'une cicatrice se forme au-dessous d'une croûte dont le centre est enchassé dans le point où l'on avait observé la perforation. »

Todd a exposé également avec beaucoup d'exactitude le mode de développement de la pustule d'ecthyma. « Dans le premier degré du mal, dit-il, lorsqu'il n'existe encore qu'une élevure rouge de la peau, on n'observe qu'une injec-tion vasculaire. Dans le deuxième degré, une certaine quan-tité de sérosité se dépose sous la peau, au sommet de la pustule, plus rarement sur toute sa surface. Dans le troi-sième degré, une substance de la nature des fausses mem-branes est déposée au centre de l'élévation. Dans le qua-trième lorsque cette substance a été extraite et l'épiderme enlevé, la pustule apparaît sous la forme d'une petite cap-sule entourée d'un bord large et dur. Enfin dans le cin-quième degré, le bord s'affaisse graduellement, et il se forme une petite cicatrice sous la croûte dont le centre est perforé à l'endroit où l'on a noté la perforation. »

Un histologiste allemand, Rindfleisch (1), a fait des re-cherches intéressantes sur le même sujet. En étudiant l'ana-tomie pathologique de la pustule, il a reconnu que cette dernière ne se montre guère primitivement et d'emblée avec tous ses caractères, mais qu'elle est précédée généralement par une autre lésion préexistante, bulle ou vésicule qui

(1) Rindfleisch. Traité d'histologie pathologique.

subit la transformation purulente, grâce à l'excès du travail irritatif dont la peau devient le siége lors de l'apparition des pustules. Lorsque la pustule est formée, elle se présente sous la forme d'une ampoule saillante, renfermant un liquide qui tient en suspension des cellules épithéliales et de nombreux globules purulents. Si l'on fait une coupe de la peau au niveau d'une pustule en voie d'évolution, on voit que le corps papillaire a conservé ses contours, mais qu'il est infiltré par un nombre considérable de jeunes cellules très-serrées au sommet des papilles, qui proviennent de la prolifération des éléments conjonctifs du corps papillaire.

La pustule peut donc être considérée comme le produit d'un catarrhe aigu de la peau, catarrhe primitivement séreux, mais qui devient purulent par suite de l'infiltration d'une grande quantité de globules blancs. Ces recherches ont été confirmées par les travaux du Dr Gustave Simon, qui, dans ses recherches anatomiques sur les maladies de la peau, a fait ressortir très-nettement le mode de développement des différents genres de pustules. G. Simon admet aussi que la pustule n'est qu'une vésicule modifiée par le travail irritatif, et subissant une transformation purulente qui peut aboutir à la production de véritables abcès dans l'épaisseur du derme.

Différentes opinions ont été émises au sujet du siége anatomique de l'ecthyma; mais aucune de ces opinions ne paraît appuyée sur des preuves irréfutables. Biett voulait que cette affection eût son point de départ les follicules sébacés. Voici comment il s'exprime à cet égard. « Lorsqu'on suit, à la loupe, le développement de la phlegmasie pustuleuse, on voit d'abord un point rouge, saillant, qui ne paraît être autre chose que le follicule lui-même enflammé. Bientôt le gonflement augmente, la rougeole s'étend en forme d'auréole, et autour d'un point noir central, on voit se former une petite collection prenant, dans ses progrès, la forme ronde de la pustule phlysaciée. Cette pustule suit d'ailleurs dans son développement et dans son déclin une marche qui la rapproche des formes varioloïdes. La croûte qui lui succède est le plus souvent ronde comme elle, quelquefois irrégulière, formée par l'ouverture spontanée de plusieurs groupes rapprochés. Les croûtes d'ailleurs, présentent quelques phénomènes différents suivant l'âge des sujets, suivant leur constitution. Jaunes dans la jeunesse, noirâtres et mêlées de sang chez le vieillard, elles se détachent plus ou moins lentement, selon que le travail réparateur qu'elles semblent cacher se fait plus ou moins lentement lui-même. » Mais l'opinion de Biett, qui n'est appuyée sur aucune preuve anatomique ne saurait soutenir l'examen. Aussi a-t-elle été réfutée par d'autres auteurs, par M. Cazenave, par M. Hardy. Elle ne saurait rendre compte, en effet, du développement de l'ecthyma dans des régions qui sont dépourvues de follicules sébacés, telles que la paume des mains et la face plantaire des pieds. D'autre part il importe de faire remarquer avec M. Hardy, que les affections dont le point de départ est bien manifestement dans les follicules sébacés, les différentes variétés d'acné par exemple, présentent une physionomie tout à fait spéciale et qui n'a rien de commun avec celle qui caractérise habituellement l'ecthyma. M. Cazenave semble pourtant disposé à admettre l'opinion de Biett. Mais elle ne lui paraît applicable qu'à l'ecthyma aigu. Quand à ces larges et profondes inflammations qui caractérisent l'ecthyma chronique, elles ont, pour lui une toute autre origine et prennent leur point de départ ailleurs que dans les follicules sébacés. Nous ne pouvons accepter davantage la théorie proposée par Samuel Plumbe au sujet du mode de développement de l'ecthyma. D'après ce dermatologiste, l'apparition de la pustule est toujours précédée de celle d'une pétéchie, c'est-à-dire d'un petit épanchement sanguin qui s'effectue dans l'épaisseur du derme sous l'influence de conditions générales débilitantes. La présence de cet épanchement devient le point de départ d'une véritable inflammation sous l'influence de laquelle les petits vaisseaux, déchirés par l'hémorrhagie, sécrètent une lymphe plastique destinée à réparer la lésion vasculaire. Cette lymphe plastique s'épanchant au dehors, constitue une véritable pustule à laquelle succède plus tard une croûte plus ou moins épaisse. Pour faire justice de cette théorie, il suffit de faire observer : 1° que les pétéchies ne se montrent que très exceptionnellement au début de l'ecthyma, 2° que les affections purpuriques et notamment le purpura vrai, qui sont caractérisés essentiellement par la présence d'épanchements sanguins au sein du derme, ne s'accompagnent presque jamais de pustules d'ecthyma (1).

L'inoculabilité de l'ecthyma a fait, dans ces derniers temps, l'objet de recherches intéressantes. Ces recherches sont dues principalement à M. le Dr E. Vidal, médecin de l'hôpital Saint-Louis, dont les expériences ont porté sur l'ecthyma simple et sur l'ecthyma de la fièvre typhoïde. Il résulte de ces expériences que le pus de ces deux variétés d'ecthyma est auto-inoculable, et qu'il est susceptible de reproduire une pustule tout à fait semblable à celle qui a fourni le liquide générateur. La pustule d'inoculation suit une marche identique à celle de la pustule spontanée dans les diverses phases de son développement et elle présente des caractères tout à fait semblables à ceux de cette dernière. Le pus formé par les pustules de seconde génération est également inoculable, mais son activité va en diminuant dans les inoculations successives et cesse à la troisième ou la quatrième génération.

L'ecthyma est par sa nature une affection de physiono-

(1) Biett. Art. Ecthyma, du Dict. en 30 vol.

mie essentiellement variable et qui subit, plus que toute autre, l'influence des circonstances dans lesquelles elle se développe. Ainsi, chez un sujet jeune, bien constitué, robuste, il présentera tous les caractères d'une inflammation aiguë, avec rougeur, chaleur, tension etc. etc. Au contraire, chez un individu débilité, chez un enfant cachectique, chez un vieillard, le caractère phlegmasique tendra à disparaître, et l'ecthyma ne sera plus représenté que par une lésion dépourvue de réaction inflammatoire bien prononcée, mais dont l'évolution plus lente laissera des traces plus durables. Toutes les formes que l'ecthyma peut ainsi revêtir se réduisent à deux principales : la forme aiguë, la forme chronique. Mais cette différence dans les caractères cliniques, qui justifie la division de l'ecthyma, implique elle-même une différence dans l'étiologie. Ainsi, tandis que l'ecthyma aigu se montre presque toujours comme le résultat de causes extérieures, d'irritations purement locales; l'ecthyma chronique se développe, au contraire, sous l'influence de causes d'ordre local de tout ce qui peut affaiblir ou détériorer l'économie. Il résulte de là que la valeur symptomatique de l'ecthyma est essentiellement différente, suivant qu'il affecte la forme aiguë, ou suivant qu'il se présente sous la forme chronique, puisque dans chacune de ces deux manières d'être, il reconnaît des causes de nature différente. Dans le premier cas, il est un ecthyma de cause externe, dans le second, un ecthyma de cause interne. Cette division a une grande importance au point de vue du sujet qui nous occupe; c'est elle qui servira de base à ce travail, dans lequel j'étudierai d'abord la valeur séméiologique de l'ecthyma aigu, et ultérieurement celle de l'ecthyma chronique.

CHAPITRE PREMIER

DE LA VALEUR SEMÉIOLOGIQUE DE L'ECTHYMA AIGU.

Nous ne reviendrons pas sur la description de l'ecthyma aigu qui se confond avec celle des caractères anatomiques de la maladie, telle que nous l'avons exposée au commencement de ce travail. Nous rappellerons seulement que la pustule d'ecthyma aigu est arrondie, saillante, légèrement acuminée, souvent marquée au sommet par un point noir en forme d'ombilic, et qu'elle est entourée dans sa période de développement par une auréole érythémateuse très-prononcée. Cette pustule n'a généralement qu'une durée assez courte. Lorsqu'elle se rompt, elle donne lieu à une croûte épaisse, jaunâtre, irrégulière, assez peu persistante qui disparaît sans laisser d'autres traces qu'une surface dépourvue d'épiderme, ou une maculature rougeâtre qui s'effaca assez rapidement et qui ne laisse jamais de cicatrices.

L'ecthyma aigu est une affection qui reconnaît des causes très-diverses et qui peut se présenter dans des conditions essentiellement différentes. Il peut exister comme affection primitive, idiopathique, de cause générale, ou bien se montrer secondairement, soit dans le cours d'une autre maladie, soit comme résultat de causes externes, d'irritations simplement locales. Lorsqu'il existe à l'état idiopathique, l'éruption se présente avec des caractères particuliers et avec des symptômes qui lui donnent une certaine ressemblance avec quelques-unes des fièvres dites éruptives. Elle se montre généralisée dès le début, sans affecter de siége spécial et se produit par une seule poussée qui constitue presque toujours toute la maladie. L'éruption semble disséminée sans ordre apparent, sur les membres, sur la face, sur le tronc. Chez les enfants, elle affecte de préférence la face et les membres supérieurs. Le début de l'affection s'accompagne assez souvent de troubles fébriles et d'accidents généraux sans gravité, et semblables d'ailleurs à ceux qui se rencontrent à la période d'invasion de presque toutes les fièvres éruptives. On retrouve ici le cortége des phénomènes prodromiques communs à la plupart de ces maladies : courbature, inappétence, malaise, céphalalgie, etc., etc. La période d'éruption est signalée quelquefois par l'augmentation du mouvement fébrile et par l'apparition de troubles gastriques assez accentués. L'éruption pustuleuse, lorsqu'elle est formée, présente tous les caractères que nous avons assignés à l'ecthyma aigu. Ainsi les pustules présentent un aspect franchement inflammatoire, elles sont entourées d'une auréole d'un rouge vif qui tranche nettement sur la peau qui l'environne. Leur sommet est arrondi, jaunâtre, souvent marqué par un point noir en forme d'ombilic, ce qui leur donne une assez grande ressemblance avec les pustules de la variole. Elles n'ont généralement qu'une durée assez courte et la guérison ne se fait guère attendre au delà de quelques jours. Le développement de l'éruption s'accompagne par fois, et surtout chez les enfants, d'une sensation vive de brûlure, ou même d'une douleur fixe intense, assez semblable à celle du zona (1). L'ecthyma aigu idiopathique est une maladie assez rare et dont nous n'avons eu pour notre part aucun exemple à observer durant notre séjour à Saint-Louis. Il paraît être plus commun chez les enfants, non pas dans les premiers âges de la vie, mais plutôt dans le cours de la deuxième et de la troisième enfance. Les conditions qui président au développement de cette variété d'ecthyma sont du reste assez mal connues

(1) Caillault. Traité des maladies de la peau chez les enfants.

dans leur nature. La plupart des auteurs se bornent à invoquer ici des influences banales, telles que celles des écarts de régime, des fatigues excessives et prolongées. On retrouvera l'influence de causes semblables dans l'observation empruntée à la Clinique de M. Cazenave, que nous allons rapporter ici, et qui est un bel exemple d'ecthyma aigu généralisé. Chez le malade qui en fait l'objet, l'éruption, presque confluente dès la début, fut annoncée et accompagnée par des troubles généraux assez marqués.

Observation I.

Au nº 51 de la salle Napoléon est couché le nommé L..., âgé de 18 ans, célibataire, exerçant la profession de vigneron, entré à l'hôpital Saint-Louis le 12 février dernier, pour se faire traiter d'une maladie de la peau, datant de deux mois environ. Ce jeune homme est d'un tempérament lymphatique, d'une constitution faible, il est né de parents bien portants, il n'a jamais eu d'autres maladies que celle pour laquelle il entre à l'hôpital; dans son enfance il a eu des achores qui ont disparu au bout de quelques mois. Il a toujours habité le département de l'Yonne son pays; c'est là que sa maladie a pris naissance depuis deux ou trois ans, il est employé à fabriquer de l'eau-de-vie, ce travail est assez fatigant et l'oblige à veiller tous les jours jusqu'à deux heures du matin; du reste, il a toujours eu une nourriture bonne et abondante et il logeait dans une habitation très-salubre.

Vers la fin de décembre 1851, le malade sans avoir éprouvé de symptômes généraux s'aperçut de quelques boutons rouges, accompagnés quelquesfois d'un peu de prurit. Deux jours après environ, les boutons se transformèrent en pustules, ils se montrèrent successivement sur toutes les parties du corps en commençant par les parties supérieures, le malade les perçait avec une épingle, il en sortait du pus; l'appétit était conservé mais l'énergie musculaire était considérablement diminuée, il y avait des lassitudes spontanées. Quant à l'éruption, on voyait bientôt une croûte succéder à la pustule puis au bout de huit ou dix jours, la croûte tombait et laissait voir une cicatrice. Ces symptômes augmentèrent tous les jours jusqu'au moment où le malade se décida à venir à Paris et à entrer à l'hôpital.

11 février. Lors de son entrée, le malade a l'apparence d'un individu affaibli par une maladie longue, le visage est pâle, tout le corps est affaibli et amaigri, couvert de papules rouges, de quelques pustules d'ecthyma, et

enfin de croûtes ayant un assez petit diamètre, le pouls est à 92, il y a de la soif, de l'anorexie, la langue est blanche, il y a de la céphalalgie, de la courbature.

Le 12. On prescrit un pot de limonade citrique édulcorée et une portion. La nuit a été assez calme. Dans les points qui la veille étaient occupés par des papules, il y a aujourd'hui des pustules bien évidentes, l'état général est meilleur, il y a moins de malaise, la langue est moins blanche, peu de céphalalgie, pouls à 90.

Le 15. Il y a presque partout des croûtes jaunes, les plus étendues ont le diamètre d'une pièce de 1 franc; l'appétit reparaît, deux portions.

Le 18. Sous les croûtes les plus récentes il s'est amassé un peu de sérosité roussâtre, assez épaisse ayant presque la consistance du pus, lorsqu'on appuie même légèrement sur ces croûtes, on sent qu'elles n'offrent pas une grande résistance, et qu'elles ne reposent pas sur une surface solide; on voit suinter sur les bords de cette croûte une goutte de la matière ichoreuse dont nous venons de parler, l'état général n'est cependant pas plus mauvais.

18 mars. Le malade qui n'avait pas éprouvé de nouveaux accidents aigus depuis son entrée est pris de malaise, de céphalalgie, de courbature, de pertes d'appétit, de soif. Il a eu la veille un frisson qui a duré un quart d'heure environ, ce matin le pouls est accéléré, la peau chaude. Il y a sur le visage et sur les membres quelques papules très-petites ressemblant à celles qu'on voit au début d'une variole. — Limonade, diète.

Le 19. Quelques-unes des papules, celles des membres inférieurs surtout se sont transformées en pustules, celles du visage se sont éteintes pour la plupart; le pouls est moins vif.

Le 23. Les pustules se sont crevées ou desséchées, elles sont remplacées par des croûtes, la fièvre a tout à fait cessé. — Tisane amère; deux portions.

7 avril. Nouvelle poussée en tout semblable à la précédente, tous les symptômes d'acuité disparaissent.

Le 11. Il y a seulement encore de la diarrhée — Riz gommé, un quart de lavement d'amidon laudanisé.

Le 20. La diarrhée a cessé, le malade reprend son régime habituel, les forces ne reviennent pas, le malade reste couché presque toute la journée; il se fatigue très-facilement.

4 mai. Les membres inférieurs sont encore couverts de croûtes au-dessous desquelles la pression fait sourdre un liquide ichoreux.

L'ecthyma aigu idiopathique, tel que nous venons de le

décrire, se montre aussi assez fréquemment à l'époque des changements de saison, mais principalement au printemps et sous l'influence des fortes chaleurs, circonstance qui lui a fait donner également le nom d'ecthyma *saisonnier*. Il constitue alors une maladie particulière, véritable fièvre *ecthymateuse*, très-analogue aux fièvres éruptives, dont son évolution et ses symptômes contribuent à le rapprocher. Il peut donc être rangé dans la classe des dermatoses éruptives, à côté de la variole, qui n'est elle-même, à tout prendre, qu'un ecthyma symptomatique (1). L'analogie qui existe entre ces deux maladies, tant par les caractères et la marche de l'éruption que par les symptômes qui l'accompagnent, est telle, qu'il est quelquefois difficile de ne pas les confondre, principalement dans la période d'invasion. C'est chez les enfants que cette erreur de diagnostic peut être commise le plus facilement.

D'un autre côté, l'ecthyma aigu, simple, se montre quelquefois dans le cours de certaines maladies fébriles et principalement dans celui de la variole, plus rarement dans la scarlatine et dans la rougeole. L'époque où il apparaît est variable ; mais c'est généralement à la période de décroissance de l'éruption principale, et au moment où le malade entre en convalescence, que l'on voit survenir ces poussées ecthymoïdes, qui méritent à peine le nom de complication. Son apparition est quelquefois marquée par un retour momentané du mouvement fébrile. Le développement d'un ecthyma, dans le cours de la variole ou de toute autre fièvre éruptive, doit être considéré, d'après M. Bazin, comme un phénomène *symptomatique* ou *critique*, au même titre que celui du furoncle qui vient compliquer si souvent, comme on le sait, la convalescence de ces maladies. Mais il ne faudrait pas accorder une importance trop grande à cette coïn-

(1) E. Bazin. Leçons sur les affection génériques de la peau.

cidence, qui mérite à peine d'être rangée parmi les complications, ni croire avec M. Monneret (1) que l'apparition d'un ecthyma dans le cours de la variole est toujours d'un mauvais présage. Ce fait ne comporte, en général, aucune signification pronostique réellement sérieuse, et ce n'est que dans des cas exceptionnels, alors que la maladie principale s'est montrée elle-même empreinte dès le début d'une gravité particulière, que l'apparition de l'ecthyma peut acquérir une signification véritablement grave.

C'est encore à titre de phénomène symptomatique ou critique que l'ecthyma aigu vient compliquer certaines maladies fébriles, telles que la pneumonie. Cette coïncidence a été notée une fois par nous, chez un malade du service de M. le Dr Guibout, à l'hôpital Saint-Louis. Elle doit être relativement assez rare, puisque Grisolle, dans son Traité de la pneumonie, ne la cite point au nombre des phénomènes critiques susceptibles d'apparaître durant le cours de cette maladie.

Chez le malade dont nous allons rapporter l'observation, l'éruption ecthymateuse, très-peu abondante d'ailleurs, survint dans les derniers jours d'une pneumonie aiguë, qui avait présenté une allure franche et une marche tout à fait normale.

Observation II.

Pneumonie aiguë. — Ecthyma.

Le nommé V... (Alexandre), âgé de 32 ans, journalier, entre le 17 décembre 1875, salle Saint-Charles, n° 13, service de M. le Dr Guibout.

Cette homme d'apparence robuste, jouit habituellement d'une très-bonne santé. Il n'a jamais fait de maladie grave. Dix jours avant son entrée dans notre service, il se serait exposé à un refroidissement. Le mardi 14 décembre en rentrant chez lui il est pris d'un violent frisson. Pendant la nuit suivante il éprouva une transpiration abondante. Le lendemain, céphalalgie intense, courbature, sensation de brisement dans les membres. A partir de

(1) Monneret et Fleury. Compendium de médecine pratique.

ce moment il garde le lit, éprouvant une vive douleur dans le côté droit de la poitrine, au niveau de la région mammaire. Voici quel est son état le jour de son entrée à l'hôpital : facies abattu, langue saburrale, soif vive, anorexie. Le malade se plaint de céphalalgie persistante. Il y a un peu de dyspnée, pas de différence dans la coloration des deux moitiés de la face.

18 décembre- La douleur de côté semble avoir augmenté d'intensité. La percussion dénote une notable diminution de sonorité du côté droit de la poitrine ; ce n'est pas de la matité absolue, mais plutôt une submatité très-prononcée qui s'étend depuis la fosse sus-épineuse jusqu'à la hauteur du creux axillaire avec maximum au sommet. Cette matité se retrouve en avant dans une certaine étendue de la région sous-claviculaire. Les vibrations thoraciques paraissent légèrement augmentées à ce niveau. A l'auscultation, souffle bronchique tubaire intense, dans une étendue qui comprend les fosses sus et sous-épineuses. La respiration est soufflante jusqu'au niveau du tiers moyen du poumon. On perçoit des râles sous-crépitants humides assez rapprochés de l'oreille : mais dans les fortes respirations on entend plus profondément des bouffées de râles crépitants. En avant mêmes râles, moins prononcés toutefois qu'en arrière. L'expectoration donne issue à des crachats muqueux non colorés. Pas de délire. Réponses nettes.

La douleur de côté est moins vive. La céphalalgie persiste. Le malade paraît toujours abattu. Les narines sont légèrement pulvérulentes, la langue jaune est très-saburrale, mêmes signes physiques que la veille.

Les crachats n'ont pas changé de caractère. A la partie moyenne de la face dorsale de l'avant-bras gauche on voit une vésico-pustule, large comme une pièce de 50 centimes et soulevée par une certaine quantité de pus. Il existe également sur le dos de l'avant-bras du côté droit une pustule semblable à la précédente, bien qu'un peu moins large et présentant tous les caractères de l'ecthyma.

Le 23. L'état général paraît meilleur. Pourtant la langue est restée saburrale. La soif vive, l'appétit presque nul. Depuis deux jours, les crachats ont pris la coloration brunâtre et la consistance visqueuse des crachats de la pneumonie. Plus de souffle *tubaire :* risonnance marquée de la voix au niveau de la fosse sus-épineuse. A l'auscultation, gros râless ibilants ou sous-crépitants mélangés à des râles plus fins que l'on ne perçoit bien que dans les grandes inspirations. La douleur de côté a beaucoup diminué. L'avant-bras gauche présente aujourd'hui un certain nombre de très-petites pustules en voie de développement. Du côté droit, on voit à la face externe du poignet une très-belle pustule d'ecthyma, jaune, saillante, entourée d'un cercle de congestion érythémateuse. Une autre pustule également volumineuse existe dans l'intervalle qui sépare le médius de l'index. Une autre enfin à la face dorsale de l'annulaire. Un certain nombre de petites pustules en voie de formation sont disséminées çà et là, sur l'avant-bras, sur la face dorsale de la main. Ajoutons que la peau est ici le siége d'une transpiration très-prononcée.

Le 26. Le malade est en pleine période de convalescence. Les pustules d'ecthyma sont en voie de guérison. Les plus larges d'entre elles peuvent encore être reconnues à la légère excoriation dermique qu'elles ont laissée derrière elles. Dans aucune autre région, on n'a noté d'autre éruption d'etchyma.

Nous voyons, par cet exemple, que l'ecthyma peut être considéré comme un phénomène critique, lorsqu'il survient dans le cours d'une autre maladie. C'est à ce titre qu'on le voit apparaître durant l'évolution de certaines maladies fébriles (pneumonie, variole, scarlatine, etc., etc.). Dans tous ces cas, il peut être considéré comme un phénomène secondaire ou symptomatique, ou, si l'on veut, comme une affection de cause *interne*; mais ce n'est pas dans ces conditions que l'ecthyma aigu se montre le plus fréquemment. L'observation clinique apprend, au contraire, qu'il est, dans la très-grande majorité des cas, le résultat de causes externes, locales, qui en amènent le développement par une action plus ou moins immédiate, tantôt en provoquant directement l'inflammation des éléments de la peau, tantôt en entretenant une irritation dont l'ecthyma est le dernier terme. Il devient alors l'ecthyma de cause externe proprement dit, maladie très-commune et que l'on rencontre à chaque pas dans la pratique de l'hôpital Saint-Louis. Or, les causes d'ordre local qui peuvent concourir à la production de cette maladie sont excessivement nombreuses et variées. On peut citer en première ligne l'action exercée par les substances de nature irritante ou corrosive. L'action irritante produite par ces substances déposées sur la peau se résume dans les effets produits par le tartre stibié employé à l'extérieur sous forme d'onguent ou de pommade (pommade d'Autenrieth). Nous avons décrit plus haut la pustule ecthymatique, telle qu'elle résulte de l'application de cette substance médicamenteuse. Les éruptions que l'on détermine au moyen du tartre stibié offrent tous les caractères de l'ecthyma aigu ; elles peuvent se produire non-seulement sur la peau, mais encore sur les muqueuses soumises au contact plus ou moins prolongé de cette substance, qui est douée, comme on le sait, de propriétés particulièrement irritantes. L'action que le tartre stibié exerce peut servir à expliquer certaines lésions que l'on a trouvé quelquefois sur la muqueuse des voies digestives chez des malades soumis à l'ingestion de ce médicament. Dans son Traité de l'auscultation, Laënnec (1) cite l'observation d'un malade atteint de pneumonie franche, aiguë, auquel on fit suivre un traitement par le tartre stibié à haute dose, et chez lequel, à la suite de ce traitement, des lésions particulières furent constatées du côté des muqueuses buccale et œsophagienne. Ainsi on vit se produire sur les différents points de la muqueuse buccale une certaine quantité d'aphthes qui revêtirent, dans les derniers jours de la maladie, tous les caractères des pustules de la variole. A l'autopsie, on trouva sur la muqueuse du tube digestif des lésions tout à fait semblables à de l'ecthyma ; l'œsophage présentait à sa partie supérieure deux ou trois petites plaques rondes, au niveau desquelles l'épithélium était détruit. Ces plaques, très-légèrement déprimées, étaient recouvertes d'une sorte de détritus jaunâtre, mollasse, pulpeux, semblable à du pus, qui présentait des traces de lignes circulaires et des inégalités, tout à fait comme la croûte d'une pustule d'ecthyma. Vers la partie inférieure du conduit œsophagien, une plaque inégale, rugueuse, de 3 pouces 1/2 à 4 pouces

(1) Laennec. Traité de l'auscultation médiate, vol. II.

de longueur, présentait plusieurs embranchements longitudinaux et paraissait évidemment résulter de la confluence d'un grand nombre de pustules. La surface de la muqueuse œsophagienne était injectée, celle de la muqueuse stomacale hyperémiée. Cette observation intéressante est doublée d'une planche que l'on trouvera à la fin de l'ouvrage et qui reproduit ces diverses lésions avec une grande fidélité.

Du reste, le tartre stibié n'a pas seul la propriété d'enflammer le derme et de produire des éruptions d'ecthyma. Beaucoup d'autres substances, douées de propriétés irritantes, peuvent produire les mêmes effets, lorsqu'elles sont appliquées d'une manière intempestive. Aussi observe-t-on souvent des éruptions d'ecthyma aigu à la suite de l'application de ces substances, employées sans discernement et trop souvent dans des circonstances où la peau déjà enflammée est disposée à ce genre de complication. Presque toujours, c'est chez des malades atteints d'affections cutanées à marche chronique (eczéma, lichen, psoriasis, etc.) et qui ont eu recours, dans un but thérapeutique, à des préparations pharmaceutiques plus ou moins irritantes, que l'on observe ces éruptions d'ecthyma aigu, dont l'origine est généralement facile à reconnaître. Ces éruptions restent en effet circonscrites à une région bien limitée et dont l'étendue correspond assez bien à celle dans laquelle s'est exercée la cause du mal. Il n'est pas rare de trouver pourtant, assez loin des régions primitivement atteintes, d'autres pustules d'ecthyma, dont la dissémination et la distribution irrégulière s'expliquent par le transport de la matière irritante effectué par les mains mêmes du malade, lors des grattages et des frottements inconsidérés auxquels il est porté naturellement à se livrer.

Le rôle que les irritations d'origine artificielle jouent vis-à-vis du développement de l'ecthyma, peut servir également à expliquer la fréquence que cette maladie acquiert dans certaines classes d'artisans, que les exigences de leurs professions exposent au contact plus ou moins prolongé de substances douées de propriétés essentiellement irritantes. Cette variété d'ecthyma, que l'on pourrait appeler ecthyma *artificiel*, et qui correspond assez bien à l'ecthyma *vulgare* des auteurs anglais, est en réalité une maladie très-commune et que l'on rencontre chaque jour comme conséquence des travaux manuels auxquels certains ouvriers sont voués par la nature même de leurs occupations. Ainsi, dans cette forme d'*eczéma lichénoïde* que l'on a désigné sous le nom impropre de gale des épiciers, on voit souvent apparaître, comme complication de la maladie cutanée primitive, des pustules d'ecthyma qui naissent sous l'influence des mêmes causes, mais qui se produisent d'autant plus facilement que la peau, déjà irritée et enflammée, est plus disposée aux lésions à forme suppurative. Ces poussées d'ecthyma artificiel trahissent leur origine par le siége qu'elles affectent et qui est en rapport avec le mode d'action de la cause irritante, par la délimitation généralement bien circonscrite de l'éruption, et souvent par le polymorphisme des lésions qui les accompagnent, et dont l'affection connue sous le nom de *gale des épiciers* nous offre un exemple remarquable.

On les rencontre le plus souvent sur les membres supérieurs, particulièrement dans les interstices des doigts, sur la face dorsale de la main, sur la face palmaire du poignet et de l'avant-bras; là, en un mot, où la peau est fine et humide, ou en opposition avec elle-même. Il est rare qu'elles se montrent d'emblée ; presque toujours elles sont précédées d'autres lésions cutanées ; eczéma, lichen, ou bien elles succèdent à une inflammation préalable, véritable dermite provoquée. On constate alors tous les signes de l'inflammation cutanée : surfaces rouges, tendues, luisantes, douloureuses, sur lesquelles s'élèvent bientôt des pustules d'ecthyma, dernier terme de ce processus phlegmasique. Quelle que soit du reste leur disposition, ces pustules présentent tous les caractères de l'ecthyma aigu, et restent toujours *phlysaciées*, c'est-à-dire discrètes, éloignées les unes des autres.

Le diagnostic de la nature de l'ecthyma aigu ne présente guère de difficultés lorsqu'il se présente avec les caractères cliniques, et dans les conditions que nous venons d'étudier. Ce n'est guère qu'avec les éruptions pustuleuses d'origine parasitaire, et notamment avec la gale, qu'il est possible de confondre cette affection. Cette erreur est excusable si l'on songe que, chez certains individus, et particulièrement chez ceux qui présentent de la tendance aux manifestations herpétiques, toutes les irritations cutanées quelles qu'elles soient, peuvent être suivies de l'apparition de lésions variées et de phénomènes d'hyperesthésie cutanée, parmi lesquels le prurit tient la première place ; ces deux signes réunis, le polymorphisme des éruptions cutanées et le prurit sont bien de nature à éveiller, au premier abord, l'idée d'une affection de nature parasitaire, et peuvent devenir ainsi une cause d'erreur. Mais, une semblable erreur n'a guère de chances de durée lorsqu'on tient compte du siége occupé par la maladie, de sa délimitation généralement bien circonscrite, et surtout de l'absence des indices caractéristiques de la présence du parasite. Il faut avouer d'ailleurs, que l'ecthyma aigu peut se montrer dans le cours des affections parasitaires, par le seul fait des moyens que l'on met en œuvre pour la guérison de ces affections (pommades soufrées, alcalines, etc., etc.). Mais dans ces cas même, les considérations tirées du mode de distribution des pustules et de la coïncidence de leur époque d'apparition avec l'emploi de substances douées de propriétés irritantes, permettent de faire le départ de l'affection cutanée, et de la rapporter à sa véritable cause.

Le point de départ de l'ecthyma, dans les différentes circonstances que nous venons d'énumérer, réside exclusivement dans une inflammation cutanée, qui résulte elle-même des causes qui amènent le développement de la maladie. On peut, d'ailleurs, se convaincre de la réalité de cette inflammation, par la simple inspection des parties irritées. La rougeur, la tension, l'élévation de température que l'on y constate, ne laissent pas de doute sur le processus phlegmasique dont elles sont le siége. La pustule d'ecthyma peut être considérée comme le dernier terme de cet état phlegmasique ; mais elle ne se montre qu'à la condition que l'inflammation ne s'étende pas au delà des couches superficielles de la peau, sans quoi ce n'est plus une simple pustule que l'on observe, mais bien un véritable abcès dermique. C'est là un phénomène que l'on peut observer facilement sur les surfaces dermiques dénudées par l'action de substances employées comme topiques (emplâtres, vésicatoires), ou bien aux alentours des ulcères et des plaies d'amputation, sur les régions soumises au contact irritant des liquides sécrétés par ces plaies.

Lorsque l'inflammation, qui résulte de ces différentes causes, reste bornée aux couches les plus externes de la peau, ce sont le plus souvent des pustules d'ecthyma que l'on observe ; si, au contraire, elle se propage vers les parties profondes, on constate alors tous les signes du phlegmon avec suppuration sous-cutanée.

L'apparition d'un ecthyma dans le cours d'une autre affection cutanée, peut être considérée, de même que dans les cas précédents, comme un effet de la simple extension de l'inflammation, lorsque cette affection présente elle-même un caractère phlegmasique quelque peu accentué. Aussi, voit-on souvent survenir cette complication dans le cours des dermatoses aiguës qui s'accompagnent d'une inflammation bien accusée, eczéma, impétigo, lichen, etc., etc. On l'observe notamment dans les éruptions provoquées artificiellement, et surtout dans celles qui reconnaissent une origine professionnelle. Les observations que nous allons rapporter sont des exemples de cette variété d'ecthyma, qui est très-commune, et qui, en raison même de sa fréquence, ne présente qu'un intérêt assez banal. Chez la malade de l'observation 2, on peut noter, longtemps avant l'apparition de l'ecthyma, l'existence d'une affection cutanée de nature herpétique, que les conditions fâcheuses résultant du métier de cuisinière, embrassé récemment par cette femme, contribuèrent à aggraver considérablement, au point de déterminer une poussée confluente d'ecthyma. Chez celle qui fait le sujet de l'observation 3, on peut constater tous les signes d'une dermite aiguë : rougeur, gonflement, retentissement ganglionnaire, etc., etc....... Ici, l'ecthyma succédant à une inflammation préalable, présente une origine non douteuse.

Observation III.

La nommée Jar..., cuisinière, âgée de 25 ans, entre le 24 septembre 1875, salle Henri IV, nº 71, service de M. le Dr Guibout.

Cette femme jouit habituellement d'une très-bonne santé, sa menstruation s'exécute régulièrement. Le début de l'affection cutanée pour laquelle elle entre à l'hôpital remonte à huit années environ. Au dire de la malade, il y aurait des antécédents héréditaires du côté de la mère qui porta longtemps sur les membres supérieurs une maladie de peau tout à fait semblable à celle qu'elle présente elle-même. Celle-ci offrait du reste une assez grande irrégularité dans sa marche ; elle disparaissait par intervalles, pour reparaître à des époques irrégulières. Néanmoins dans ces derniers temps elle revenait à peu près chaque mois ; c'était à peu près au moment des règles que les récidives avaient lieu. Depuis que la femme J... a pris la profession de cuisinière, la maladie semble avoir subi une recrudescence qui se traduit par une plus grande fréquence des récidives. La poussée actuelle a débuté il y a douze jours environ ; elle dépasse en intensité tout ce que la malade avait éprouvé jusqu'à ce jour.

Etat actuel. — Les deux mains sont le siége des lésions qui sont caractérisées par l'existence de surfaces rouges, humides recouvertes en partie de croûtelles minces et grisâtres. Ces surfaces sont parsemées çà et là de croûtes isolées, jaunâtres, assez épaisses qui sont les traces de pustules d'ecthyma en voie de guérison. En certains points il existe encore un assez grand nombre de ces pustules dont la masse d'un jaune verdâtre présente au sommet un point noir en forme d'ombilic. Ces pustules, supportées par une base érythémateuse d'un rouge foncé, ne dépassent guère le volume d'un pois. Du côté droit, les lésions recouvrent les trois derniers doigts situés le long du bord interne de la main. Du côté gauche la main toute entière est envahie, doigts, face palmaire, face dorsale. La maladie ne paraît pas être localisée exclusivement sur les mains, car on trouve à la partie antérieure et supérieure du cou une petite plaque d'eczéma de formation récente. On voit également une pustule d'ecthyma isolée sur le côté gauche du cou. Les parties malades sont le siége de démangeaisons assez vives qui redoublent le soir et à la chaleur du lit. Le traitement consiste en applications émollientes : bains de mains, cataplasmes de fécule de pommes de terre, sous l'influence de ces moyens les pustules d'ecthyma se guérissent très-rapidement. La malade sort au bout de quelques semaines, conservant encore des traces très-manifestes de son affection eczémateuse.

Observation IV.

La nommée F..... (Ambroisine), chapelière, âgée de 20 ans, entre le 18 novembre 1875, à l'hôpital Saint-Louis, salle Sainte-Foy, n° 19, service de M. le Dr Lallier. Les parents de cette jeune fille sont habituellement bien portants ; les frères et sœurs sont indemnes de toute trace d'affection cutanée. Le père aurait eu autrefois une dartre (?) à la main. La menstruation s'est établie depuis l'âge de 16 ans et s'est toujours exercée régulièrement. Il y a trois ou quatre mois, survint une éruption de petits boutons blancs, sans démangeaisons, sur les faces latérales des doigts. Une éruption semblable, composée de petites pustules du volume d'une tête d'épingle est survenue, il y a dix jours environ, sur les mêmes parties. Peu de jours après survint du gonflement et de la rougeur de la main, avec formation de grosses pustules blanchâtres. A ce moment la malade ressentit un peu de douleur dans le creux de l'aisselle.

Voici quel est actuellement l'état des lésions cutanées. Au niveau de chaque main toute la surface palmaire présente une coloration d'un rouge vif très-accusé. Il existe une légère induration du derme qui est douloureux à la pression.

Les deux éminences qui forment la base de la face palmaire de la main sont du côté gauche le siége d'une éruption formée de vésico-pustules dont les dimensions varient depuis celle d'une lentille jusqu'à celles d'une tête d'épingle. L'intérieur de la main est parsemé de croûtelles formées par du pus concreté. A droite on trouve des lésions semblables qui sont distribuées de la même façon. Toutefois l'inflammation est de ce côté à un moindre degré, l'éruption y est aussi moins confluente.

A droite et à gauche le ganglion épitrochléen est engorgé du volume d'une petite amande, et légèrement douloureux à la pression. On trouve également dans l'aisselle un engorgement ganglionnaire assez manifeste, mais non douloureux. Enfin on remarque sur la face quelques pustules d'acné disseminées.

On prescrit pour traitement, à l'intérieur quelques purgatifs salins, à l'extérieur des manuluves répétés.

11 novembre. L'état général est satisfaisant. Les pustules sont plus larges, plus tendues que la veille. Le gonflement des mains est également plus considérable. Plusieurs des pustules présentent au centre un tache noire qui figure assez bien l'ombilication centrale de la pustule d'ecthyma. On constate au niveau des poignets une nouvelle éruption de vésicules. — Bains d'amidon, manuluves.

Le 12. Disparition des vésico-pustules qui se sont rompues. Il existe encore une rougeur intense sur les faces dorsale et palmaire de la main. Le gonflement est toujours assez considérable. Les ganglions épitrochléens sont engorgés et douloureux. La malade sort quelques jours après complètement guérie de son éruption d'ecthyma, elle conserve seulement un peu de rougeur au niveau des parties qui ont été le siége de l'affection cutanée.

Nous ne chercherons pas à multiplier les faits de ce genre qui sont très-communs, et qui, en raison même de leur excessive fréquence, ne présentent qu'un intérêt assez banal. Les deux observations que nous venons de rapporter ont seulement pour but de montrer par quel mécanisme se produit l'ecthyma quand il succède à une autre inflammation cutanée. En effet, on peut y saisir facilement la succession des phénomènes qui aboutissent en dernier lieu à la production d'une éruption pustuleuse. Ainsi on constate d'abord une rougeur plus ou moins étendue sur des surfaces qui deviennent le siége d'une sensation de chaleur, de brûlure, de cuisson. Cet état congestif, premier degré de l'inflammation cutanée, est suivi de l'apparition d'un certain nombre de vésicules, les unes transparentes, les autres opaques et remplies d'un liquide légèrement purulent. Un certain nombre de vésicules acquièrent par degré un aspect phlegmoneux, et il suffit d'un petit nombre d'heures pour qu'elles subissent la transformation qui aboutit à en faire de véritables pustules, pourvues de tous les caractères qui appartiennent à l'ecthyma aigu. C'est donc par suite d'un surcroît dans l'état phlegmasique des parties malades que cette métamorphose des vésicules en pustules peut s'accomplir. La transformation si fréquente de l'eczéma en impétigo nous donne une idée assez juste du phénomène très-simple qui se passe en pareil cas, et qui ne se produit d'ailleurs, nous le répétons, qu'à la condition d'une éruption franchement aiguë.

Mais l'apparition de l'ecthyma, comme complication d'une autre affection cutanée, n'est pas toujours d'une interprétation aussi facile que dans les cas précédents. On peut voir, en effet, cette complication survenir durant le cours de certaines affections où l'élément phlegmasique est presque nul ou n'existe qu'à un degré très-faible. Ainsi, le développement de l'ecthyma est surtout remarquable dans les affections où l'hyperesthésie cutanée, caractérisée par le prurit, est l'élément dominant et où l'inflammation serait insuffisante pour expliquer son apparition. Il n'est point rare, par exemple, de voir l'ecthyma aigu compliquer l'érythème papuleux ou l'urticaire, affections où l'élément phlegmasique est bien peu prononcé et où le prurit constitue le symptôme principal. De même on l'observe concurremment à certains états hyperesthésiques de la peau et notamment ceux qui sont liés à l'ictère. Il est évident qu'on ne peut invoquer ici l'intensité de l'inflammation cutanée, puisque celle-ci fait défaut ou n'existe qu'à un degré insignifiant. Le prurit semble jouer au contraire le rôle principal. Mais est-ce par suite d'une irritation directe comme semble le croire M. Cazenave (1), qu'il favorise le développement de l'ecthyma? M. Cazenave a cité, à l'appui de son opinion, un fait intéressant d'urticaire compliqué d'ecthyma, observation que nous allons rapporter dans tous ses détails.

Observation V.

Ecthyma aigu compliquant un urticaire.

Cazenave et Chauzit. — Annales des maladies de la peau et de la syphilis.

Le 29 avril 1851 est entré, salle Napoléon, n° 54, le nommé G... (Nicolas), âgé de 20 ans, domestique, né à Lille et atteint d'une éruption qui existe depuis six semaines environ. Ce jeune homme, d'un tempérament lymphatico-sanguin jouit d'une bonne santé: et c'est la première fois qu'il est affecté d'une maladie de la peau, cette éruption s'est déclarée huit jours après son arrivée à Paris, sans cause appréciée par le malade, probablement sous l'influence du changement de pays et de travaux fatigants et pénibles auxquels il fut forcé de se soumettre. Son développement ne troubla pas la santé générale, les fonctions digestives restèrent toujours en bon état, cette éruption était caractérisée par des rougeurs et des démangeaisons très-vives. Les rougeurs, à peu près généralement répandues, s'effaçaient pendant le jour pour reparaître ou du moins devenir plus confluentes vers le soir, et suivies des démangeaisons plus intenses; en même temps il survenait de la chaleur à la peau et un peu de céphalalgie.

Nicolas dans le but de se débarrasser de son éruption prit quelques bains de vapeurs. Il y a huit jours environ, qu'il a vu se développer sur les deux bras des boutons gros, durs, et qui arrivèrent à suppuration.

C'est dans cet état qu'il a réclamé son admission à l'hôpital Saint-Louis. Tout le corps, mais principalement le tronc sont couverts d'une éruption, qui présente les caractères suivants : plaques rouges, un peu saillantes au-dessus du niveau de la peau, irrégulières, quant à leur forme et à leur étendue, confluentes de manière à se réunir par une petite partie de leur cir-

(1) Cazenave et Chausit. Annales des maladies de la peau et de la syphilis.

conférence, disposition qui permet à ces plaques de circonscrire de petits espaces où la peau est à l'état normal. La rougeur de ces plaques disparaît sous la pression du doigt, elles sont le siége de vives démangeaisons, elles ont une durée presque intermittente. Car elles sont plus prononcées le soir et la nuit, que dans la journée et le matin.

Ces caractères ne permettent pas de méconnaître la nature de l'affection, c'est bien évidemment une urticaire.

Sur les bras on voit quelques pustules disséminées (15 ou 20), variant en grossseur depuis le volume d'une forte lentille jusqu'à celle d'un gros pois. Ces pustules ont une base dure et enflammée qui les met en relief au-dessus du niveau de la peau ; elles ne présentent de la suppuration qu'à leur partie centrale qui se trouve ainsi entourée d'une auréole rouge. Ce sont des pustules d'ecthyma aigu. La langue est blanche, l'appétit assez bon, le pouls plein à 88 pulsations, la peau souple et moite. Céphalalgie sus orbitaire légère. — Prescription : limonade, un bain simple tous les deux jours; une portion.

3 mai. L'urticaire n'avait pas reparu depuis hier. Les pustules d'ecthym sont généralement parvenues à leur période de dessiccation ; les croûtes qui les recouvrent sont grisâtres, adhérentes ; leur base est encore indurée, mais la rougeur est moins vive; les démangeaisons sont bien calmées ; plus de céphalalgie ; même traitement.

Le 8. L'urticaire a réellement disparu, plus de démangeaisons, les croûtes de l'ecthyma tombent. La langue est blanche ; appétit peu prononcé. — Prescription : Tisane de chiendent, réglisse ; 15 sangsues, huile de ricin.

Le 19. L'urticaire n'a pas reparu, la place occupé par l'ecthyma n'est plus marquée que par des taches dont la persistance est souvent assez longue. Le malade accuse une blennorrhagie qui s'est déclarée quatre ou cinq jours après son admission dans la salle. Il y avait quinze jours environ qu'il avait pratiqué le coït pour la dernière fois. Cet écoulement, le premier que le malade ait contracté, est peu abondant, pas douloureux. On ne perçoit aucune trace d'induration le long du canal de l'urèthre qui s'ouvre en arrière du gland, près de l'insertion du frein.

L'usage de l'opiat anti-blennorrhagique et de pilules de Habnemann débarrassa le malade de son écoulement en trois semaines environ, le malade quitte l'hôpital le 8 juillet 1851.

M. Cazenave qui cite cette observation comme une preuve de l'influence que le prurit, symptôme si marqué dans l'urticaire, peut exercer sur le développement de l'ecthyma ne nous semble pas avoir tenu ici un compte suffisant de l'état congestif et presque inflammatoire que la peau présente dans cette maladie et qui a dû jouer un certain rôle dans la production de l'éruption pustuleuse intercurrente. Mais lorsque le prurit existe seul à l'exclusion de toute inflammation, et lorsqu'il devient le phénomène prédominant par sa persistance et son intensité, comme cela s'observe dans l'ictère, évidemment l'explication précédente fait défaut, et c'est plutôt alors à une influence indirecte, par exemple, à l'irritation qui résulte des grattages ou autres actes mécaniques, auxquels les démangeaisons sollicitent irrésistiblement les malades, qu'il faut attribuer le développement de l'ecthyma. C'est ainsi que l'influence exercée par ces irritations d'ordre mécanique, semble avoir amené l'apparition de cette complication dans le fait dont on va lire l'observation et que nous avons pu recueillir dans le service de M. Lallier, grâce à l'obligeance de notre collègue et ami Landouzy, interne du service.

Dans cette observation, il s'agit d'une femme encore jeune, qui présentait depuis plusieurs années des symptômes d'ictère chronique avec démangeaisons vives et persistantes, et chez laquelle on put voir survenir à différentes reprises des poussées d'ecthyma simple.

Observation VI.

Ictère chronique. — Ecthyma.

Constance R..., domestique, entre le 1er décembre 1875, à l'hôpital Saint-Louis, salle Sainte-Foy, service de M. le Dr Lallier, lit n° 26.

Cette malade, fille unique, n'a jamais eu d'autre maladie qu'une fièvre typhoïde à l'âge de 22 ans. Son père est actuellement bien portant, sa mère est morte à la suite de l'opération de la hernie étranglée. Réglée à 15 ans, elle a toujours eu une menstruation régulière jusqu'à ces six derniers mois. A ce moment les règles se sont suspendues tout à fait.

Les démangeaisons que cette jeune fille éprouve ont apparu pour la première fois il y a cinq ans. Depuis ce temps elle en éprouve presque sans relâche. Deux ans après le début de ces démangeaisons, elle eut sur les avant-bras et sur les jambes une éruption composée de gros boutons blancs remplis de pus. Il est probable que les grattages auxquels elle se livrait incessamment avaient joué un rôle actif vis-à-vis du développement de cette éruption. A cette époque, elle vint à la consultation de l'hôpital Saint-Louis et fut traitée pour la gale, mais sans aucun résultat : le prurit persista aussi intense qu'auparavant. Au mois de mars 1875, cette jeune malade se décida à entrer à l'hôpital Saint-Louis. Un mois environ avant son admission, un léger degré d'ictère apparut, sans être accompagné d'ailleurs de malaise, de coliques, ni d'aucun trouble notable de la santé. Cet ictère fut méconnu tout d'abord, on soupçonna l'existence de parasites, mais sans découvrir les indices caractéristiques de la gale. Le prurit fut combattu par des bains alcalins et par du bromure de potassium. A cette époque il y eut une poussée de prurigo et d'ecthyma à la partie inférieure des jambes. Toutefois le prurigo était plus prononcé sur les membres supérieurs. Ce ne fut qu'au bout de quelques semaines de séjour à l'hôpital que l'on reconnut l'existence de l'ictère. Alors on modifia le traitement et on soumit la malade à l'usage de l'eau de Vichy artificielle en même temps qu'on lui faisait prendre des capsules d'essence de térébenthine. Trois mois après son entrée à l'hôpital elle demandait sa sortie. L'ictère était à ce moment plus intense peut-être qu'auparavant et les démangeaisons persistaient comme par le passé. Depuis cette époque il y a toujours eu du prurit et du prurigo. Ajoutons que ce prurit présentait manifestement le caractère de l'exacerbation nocturne.

1er décembre. A son entrée dans le service de M. Lallier, la malade présentait sur les membres inférieurs et principalement sur les jambes une poussée de pustules d'ecthyma dont le début a eu lieu environ huit jours auparavant. Les avant-bras sont couverts de papules de prurigo tout à fait semblables, dit-elle, à celles qu'elle portait lors de son premier séjour à l'hôpital. La face interne de la jambe gauche est parsemée de croûtes noirâtres, assez épaisses, entourées d'une zone de couleur violacée. Ces croûtes, derniers vestiges de pustules d'ecthyma, sont entremêlées à des pustules en voie d'évolution. Parmi ces pustules les unes sont encore entières, tandis que les autres sont excoriées par les frottements et par le grattage. La face interne de la jambe droite porte également les traces d'un certain nombre de pustules, sous la forme d'ulcérations cutanées entourées d'un cercle rougeâtre et recouvertes d'une mince croûte. Ces lésions sont entremêlées à des papules de prurigo assez volumineuses qui portent à leur sommet les traces de grattages réitérés. On retrouve également des papules de prurigo sur l'abdomen et sur les avant-bras, mais très-clairsemées. Aucune éruption ni sur les reins, ni sur les fesses. Les démangeaisons offrent leur maximum d'intensité au niveau des jambes. Les téguments présentent une teinte bistrée derrière laquelle l'ictère apparaît, mais assez peu accusé, les conjonctives sont très-manifestement jaunes. La malade a eu, à une certaine époque des épistaxis assez fréquentes, mais ces épistaxis ne se montrent plus qu'à des intervalles éloignés. Les urines sont foncées, jaunâtres. L'acide nitrique leur donne une teinte verte caractéristique. Les fonctions digestives paraissent s'exercer régulièrement, ni diarrhée ; ni constipation. Le foie, petit, n'est douloureux ni spontanément ni à la pression. La malade n'a jamais éprouvé de crampes d'estomac, ni de sensation de pesanteur à l'épigastre ou dans l'hypochondre droit.

Dans cette observation, le phénomène qui mérite d'attirer particulièrement l'attention, c'est l'intensité du prurit et la persistance de ce symptôme lié à l'existence d'un ictère chronique. L'ecthyma, apparaissant à plusieurs reprises dans le cours de la maladie, nous paraît devoir être rattaché à une cause semblable à celle que nous avons signalée tout à l'heure, c'est-à-dire à une irritation d'ordre mécanique, provoquée elle-même par l'intensité et la persistance des démangeaisons qui constituaient le symptôme principal et sans contredit le plus pénible pour la malade.

Mais en dehors des causes d'irritation que nous venons de signaler, substances âcres ou caustiques, inflammation cutanée persistante, prurit, il existe un groupe d'affections dans lesquelles l'ecthyma apparaît également comme une complication habituelle et vis-à-vis desquelles cette maladie pustuleuse acquiert une valeur séméiologique très-importante. Ce sont les affections d'origine parasitaire, affections très-communes, dont la gale nous présente le type le plus répandu. De toutes les causes qui peuvent amener le développement de l'ecthyma, il n'en est aucune peut-être dont l'intervention se rencontre aussi fréquemment dans la pratique. Cela ressort d'une façon très-précise des recherches statistiques de Devergie qui a conclu de ses études, à cet égard, que la gale est environ 8 fois sur 12 la cause de l'ecthyma. La fréquence et l'importance de l'ecthyma comme signe des affections parasitaires ont attiré du reste de tout temps l'attention des observations. Tout récemment encore nous avons entendu M. le professeur Hardy insister sur ce point dans ses leçons cliniques. L'ecthyma simple, aigu est presque toujours dû à une cause de cette nature, d'après ce savant maître, et la présence de cette maladie pustuleuse est une indication formelle de rechercher la cause parasitaire qui la produit et qui l'entretient. Mais les caractères cliniques de l'ecthyma, envisagé comme signe des affections de nature parasitaire, ne sont point semblables dans tous les cas ; ils sont sujets, au contraire, à présenter des variations qui dépendent surtout de l'espèce de parasite qui produit la maladie, du sexe et de la profession de l'individu atteint, de son état de santé antérieur ou actuel. Leur valeur est différente suivant chacune de ces circonstances; c'est pourquoi il importe de les rechercher avec soin, lorsqu'on veut en déterminer la signification précise au point de vue de la cause qui engendre la maladie.

L'ecthyma se montre rarement dans le cours des affections qui sont dues à la présence de parasites d'origine végétale (tricophytie, favus). Ce n'est que dans des cas exceptionnels qu'il vient compliquer ces affections. Cependant il se rencontre quelquefois dans la teigne faveuse, variété de teigne qui s'accompagne, comme on le sait, d'une inflammation assez vive des parties qu'elle envahit. Lorsque cette complication s'observe, on peut en méconnaître l'existence en raison des analogies de forme et d'aspect que les pustules de l'ecthyma et les croûtes qui leur succèdent présentent avec les pustules et avec les croûtes du favus. Toutefois cette erreur peut être évitée facilement lorsqu'on tient compte de certaines particularités, telles que la couleur jaune soufrée, la forme régulièrement circulaire et la dépression en godet, caractéristique des pustules faviques.

La présence d'une éruption pustuleuse ne donne lieu du reste ici à aucune indication spéciale au point de vue du diagnostic. Elle semble prouver seulement que la peau a été fortement irritée, et, par cela même, elle peut faire naître des indications particulières concernant le traitement à opposer à la maladie parasitaire,

Il en est autrement dans les affections qui reconnaissent pour cause l'irritation provoquée par des parasites animaux, acares, pédiculi, etc., etc., car l'ecthyma se présente alors avec des particularités de siége, d'intensité ou de forme qui sont d'une grande importance au point de vue du diagnostic. C'est ainsi que, dans la gale, la seule considération du siége et du mode de distribution de l'ecthyma permet souvent d'affirmer la nature parasitaire de la maladie. Dans cette maladie, en effet, le siége occupé par les pustules et d'une façon générale par toutes les éruptions cutanées que la gale détermine, est toujours en rapport avec les mœurs et avec les habitudes des parasites qui les provoquent. Ces éruptions se produisent de préférence dans certaines régions qui constituent de véritables lieux d'élection. Ces lieux d'élection, pour la gale, sont tout particulièrement les interstices des doigts, la face dorsale et les faces latéarales des mains, la face palmaire du poignet et de l'avant-bras, la région du coude. Il faut citer encore la verge, la paroi antérieure de l'abdomen, et chez la femme la région des seins, comme les parties où l'on rencontre le plus souvent des pustules d'ecthyma. On en trouve presque toujours à la partie supérieure de la face postérieure des cuisses et sur les fesses, chez les individus que les exigences de leur profession obligent à garder habituellement la station assise. Il est fréquent également d'en observer sur les membres inférieurs et jusque sur le bord interne et la face plantaire du pied, mais là elles changent souvent de caractère, elles se montrent plus larges, moins franchement inflammatoires, elles entament plus profondément le derme, en un mot elles se rapprochent davantage des caractères de l'ecthyma chronique. Dans l'ecthyma d'origine *pédiculaire*, les pustules affectent un mode de distribution bien différent du précédent. Ainsi on les trouve surtout à la face postérieure du cou, sur les épaules, à la partie supérieure du dos, dans le triangle interscapulaire, en un mot sur les parties qui sont le siége le plus habituel du parasite. On les rencontre également sur les membres supérieurs, mais à l'inverse de celles de la gale, elles se montrent très-rarement sur les mains, et, en tous cas, elles n'affectent point ce mode régulier de groupement qui caractérise les éruptions cutanées dans cette dernière maladie. L'ecthyma pédiculaire se montre encore sur la paroi antérieure de l'abdomen, sur les fesses et sur les membres inférieurs où il acquiert assez souvent, principalement chez les individus débilités et cachectiques, la physionomie et la gravité de l'ecthyma chronique. Les pustules de l'ecthyma parasitaire sont tout à fait semblables à celles de l'ecthyma simple aigu, c'est-à-dire qu'elles sont arrondies, régulières, phlysaciées, entourées d'une auréole inflammatoire et très-souvent marquées au centre d'un point noir en forme d'ombilic. On voit fréquemment ces pustules s'accompagner de lymphangites avec engorgement des ganglions correspondants. Quelquefois même elles coïncident avec d'autres complications également de nature inflammatoire, abcès dermiques, furoncles, anthrax dont l'apparition est une preuve que la peau a subi un degré d'irritation très-élevé. — Les observations que nous allons rapporter, recueillies par nous dans le service de M. le Dr Guibout, sont des exemples d'ecthyma développé dans le cours de la gale.

Observation VII.

La nommée Louise E..., âgée de 18 ans, dévideuse, entre le 19 novembre 1875, salle Henri IV, n° 60. Cette malade fait remonter à trois mois environ le début de son affection cutanée. Elle a une sœur plus âgée qui paraît avoir été infectée par elle et qui présente les mêmes lésions, mais à un degré moins avancé. Des démangeaisons très-vives, augmentant considérablement le soir à la chaleur du lit, se firent d'abord sentir. Peu de temps après l'apparition du prurit, un certain nombre de boutons se montrèrent en différents points. Cette éruption se généralisa très-vite, de telle sorte que peu de temps après le début du mal, les démangeaisons se faisaient sentir sur un grand nombre de points, sur les bras, sur les seins, sur le ventre, sur les membres inférieurs. Les premières pustules d'ecthyma ne se sont montrées que depuis quinze jours environ. Notons que les démangeaisons ont disparu du côté des mains à peu près à l'époque où s'est faite cette éruption pustuleuse.

Etat actuel. — Les lésions caractéristiques que présente cette malade sont disséminées un peu partout. Elles recouvrent les membres supérieurs, les membres inférieurs, les seins, la face antérieure de l'abdomen. Au niveau des seins, les mamelons sont couverts de plaques croûteuses, jaunâtres, autour desquelles on voit de nombreux débris de vésicules. En examinant de près il est facile de reconnaître les traces de quelques sillons. La face antérieure de l'abdomen présente un très-grand nombre de petites papules de prurigo légèrement excoriées par le grattage; on voit également sur les cuisses et sur les jambes une éruption très-confluente de papules de prurigo. A la partie inférieure des jambes, de chaque côté, existent un certain nombre de croûtes qui semblent se rapporter à des pustules d'ecthyma desséchées et en voie de guérison. Sur les bords interne et externe de chaque pied, vésicules volumineuses, transparentes, dans les intervalles desquelles on aperçoit des sillons nettement caractérisés.

C'est aux mains toutefois que les lésions sont le plus prononcées; ces lésions présentent du reste d'un côté à l'autre une symétrie presque parfaite. Du côté droit, à la partie externe de la face palmaire du poignet, groupe de pustules d'ecthyma du volume moyen d'un pois. Quelques-unes de ces pustules sont déjà affaissées et remplacées par des croûtes jaunâtres entourées d'un cercle érythémateux. Dans les intervalles existent un certain nombre de grosses vésicules transparentes, mélangées à des papules de prurigo. La face dorsale de la main est couverte de croûtelles minces, isolées les unes des autres qui deviennent de plus en plus larges à mesure que l'on approche de l'angle de séparation des doigts. Ici le derme est dénudé, humide, suintant à la face interne de la main, près du pouce, groupe de pustules d'ecthyma médiocrement volumineuses, ombiliquées, de couleur jaunâtre, entourées par des cercles érythémateux. Le bord externe de la main présente quelques vésicules volumineuses et transparentes dans les intervalles desquels on voit des sillons très-nettement caractérisés. Du côté gauche, la face palmaire du poignet est recouverte par un groupe confluent de pustules d'ecthyma de dimensions inégales, dont les plus grosses ne dépassent guère le volume d'un pois, on retrouve un groupe de pustules tout à fait semblables, à la base et au niveau de l'interstice du pouce. Du reste la face dorsale de la main et les espaces interdigitaux présentent absolument les mêmes lésions que du côté opposé, papules, vésicules, croûtelles, sillon, etc., etc. »

Ajoutons pour terminer cette observation, qu'à la suite des différentes applications topiques nécessitées par la présence des parasites, toutes les régions malades se recouvrirent de plaques d'eczéma lichénoïde dont la guérison ne fut obtenue que d'une manière incomplète malgré l'emploi de moyens énergiques, huile de cade, teinture d'iode, etc., etc.

Chez cette malade l'apparition de l'ecthyma fut tardive et n'eût lieu que longtemps après le début des symptômes caractéristiques de la présence des parasites. En conséquence, il serait légitime d'attribuer le développement de cette complication à l'excès d'irritation produit par les acares, et peut-être aux grattages réitérés de la malade. Nous ferons remarquer également comme un fait digne d'être noté, la coïncidence de l'éruption pustuleuse avec la cessation du prurit dans les points occupés par cette éruption.

Observation VIII.

La nommée B..., femme de chambre, âgée de 21 ans, entre le 19 novembre 1875, salle Henri IV, lit n° 69.

Le début de la maladie remonte à deux mois environ. Ce furent d'abord les démangeaisons vives qui augmentaient le soir à la chaleur du lit. Les démangeaisons acquirent une telle intensité que le sommeil devint presque impossible. Peu de jours après l'apparition du prurit il se manifesta une éruption de vésicules sur les poignets et dans les intervalles des doigts. Les seins furent envahis consécutivement et enfin les lésions s'étendirent progressivement à d'autres régions. Il y a 15 jours que la première poussée pustuleuse a fait son apparition, recouvrant les mains et les poignets. Ajoutons que cinq à six jours avant son entrée la malade a été soumise à un traitement antiparasitaire (bains, savon noir, frictions avec une substance dans la composition de laquelle entrait du soufre).

Etat actuel. — Les démangeaisons ont presque disparu ou du moins se sont beaucoup calmées dans tous les points occupés par l'éruption pustuleuse, et cela à partir du moment où cette éruption s'est manifestée. Les lésions diverses que l'on constate aujourd'hui ont pour siége les mains, le ventre, les seins, les fesses. Au niveau des seins, le pourtour de chaque mamelon est parsemé de croûtelles minces et grisâtres. La paroi antérieure de l'abdomen est parsemée de petites papules de prurigo, à la main droite on observe principalement des plaques squameuses au niveau des angles de séparation des doigts. Le bord externe de la main est parsemé de débris de vésicules entremêlés à des vésicules encore intactes et à des sillons nombreux parfaitement visibles à l'œil nu et reconnaissables aux lignes sinueuses, ponctuées et noirâtres qu'ils dessinent sous l'épiderme. On voit également des débris de vésicules et quelques vestiges de sillons, sur la face palmaire et au bord interne du poignet, sur l'avant-bras, quelques vésicules déjà flétries et affaissées. Au niveau de la main droite, les lésions sont beaucoup plus prononcées. Outre la présence des sillons caractéristiques très-visibles en certains points, sur les faces interne et externe de la main, sur les faces adossées des doigts, il faut noter un certain nombre de vésicules transparentes et volumineuses ; ces vésicules sont entremêlées à des pustules d'ecthyma dont les unes sont encore intactes et présentent une coloration jaune, verdâtre, entourée d'un cercle érythémateux, les autres déjà flétries et remplacées par des croûtes humides et jaunâtres. Au pli du poignet on retrouve les traces de trois grosses pustules. On en constate également sur la face dorsale des doigts, jusqu'à la base des ongles. Au milieu du sillon de séparation des doigts, croûtes jaunes, épaisses, humides. Un traitement antiphlogistique destiné à combattre la complication pustuleuse est d'abord institué (bains d'amidon, cataplasmes de fécule). Au bout de quelques jours, la guérison de l'éruption pustuleuse ayant été obtenue, on prescrit le traitement parasiticide qui permet de renvoyer la malade définitivement guérie.

Nous pourrions multiplier ces exemples à l'infini, car aucune maladie n'est d'observation plus vulgaire que la gale pustuleuse, mais nous jugeons inutile d'entasser des observations dépourvues d'intérêt. Il est rare que l'ecthyma constitue la seule complication cutanée dans les affections d'origine parasitaire. Presque toujours, au contraire, il coexiste avec d'autres éruptions dont l'apparition précède généralement la sienne et qui affectent d'ailleurs un semblable mode de groupement. Ainsi, dans la gale on observe principalement du prurigo à petites papules, des éruptions lichénoïdes et une sorte d'eczéma caractérisé par des vésicules transparentes qui peuvent acquérir d'assez grandes dimensions dans les régions où l'épiderme présente une certaine épaisseur et une certaine résistance. Dans la phthiriase on rencontre le plus souvent du prurigo à grosses papules, des éruptions lichenoïdes, plus rarement de l'eczéma. Ces différentes manifestations cutanées sont beaucoup plus communes que l'ecthyma et elles se montrent presque toujours avant cette dernière complication. Le *polymorphisme* qui résulte de leur réunion constitue un caractère d'une grande valeur, car on sait qu'il est presque spécial aux affections de nature parasitaire. Ainsi la présence d'un ecthyma, qui est déjà par elle-même une présomption en faveur de l'origine parasitaire, devient un signe d'une certitude presque absolue lorsqu'elle est corroborée par la coexistence d'autres éruptions appartenant elles-mêmes à des types différents. Toutefois il importe de remarquer que la réunion de ces caractères n'est pas douée d'une valeur absolue et qu'il est certains cas où, malgré l'existence de l'ecthyma et le polymorphisme des éruptions qui l'accompagnent, il est impossible d'affirmer la nature parasitaire de la maladie. On en trouvera la preuve dans l'observation suivante dont nous devons les détails à l'obligeance de notre collègue et ami E. Ory, interne du service de M. le professeur Hardy.

Observation IX.

Eruption polymorphe. — Ecthyma.

Le nommé J... (Henri), bijoutier, âgé de 17 ans, entre le 4 novembre 1875, salle Saint-Jean, n° 43, à l'hôpital Saint-Louis. Les antécédents de ce petit malade ne fournissent aucun renseignement au sujet de l'origine de l'affection actuelle. L'état général est bon. Pas de privation antérieurement, ni d'excès de travail. Il y a trois semaines environ que la maladie actuelle a fait son apparition. Le début eut lieu par des pustules qui envahirent la face externe de la jambe gauche. D'autres pustules se formèrent du même côté les jours suivants.

La jambe gauche se recouvrit de pustules semblables, huit jours environ après l'apparition de la première éruption. Des poussées successives eurent lieu à divers intervalles des deux côtés, mais principalement à gauche où la jambe a été envahie dans toute sa hauteur. Notons que J... n'a éprouvé de démangeaisons à aucun moment de sa maladie. L'état général de ce jeune homme est satisfaisant et n'offre rien de particulier à noter.

La jambe gauche est parsemée de croûtes arrondies, épaisses, humides, saillantes, de couleur jaunâtre, brune, très-légèrement enchâssées. C'est à la partie inférieure de la face externe de la jambe que ces croûtes sont le plus larges. La face interne est recouverte de croûtes plus petites, mais aussi plus saillantes. Vers la partie supérieure les croûtes sont moins épaisses, en certains points même on n'en retrouve que la trace sous forme d'ulcérations très-superficielles.

La chute des croûtes est due sans doute à l'action des bains auxquels le malade a été soumis. La face dorsale du pied et principalement sa partie interne sont recouvertes d'exulcérations très-superficielles, vestiges probables de croûtes depuis longtemps détachées; sur la face extérieure du pied du même côté, on voit encore deux ou trois petites pustules ombiliquées, de couleur jaunâtre, dont la formation est toute récente.

La jambe droite présente également à sa face externe des excoriations et des croûtes dont les caractères sont semblables en tout point à ceux des lésions qui existent du côté opposé. Toutefois ces lésions sont beaucoup moins prononcées ici. Dans les intervalles qui les séparent, on voit un petit nombre de pustules d'ecthyma de date récente et actuellement encore en voie d'évolution. Mais sur la face dorsale et sur les faces externe et interne du pied, en outre de plusieurs groupes de pustules volumineuses en voie de guérison, il existe un grand nombre de vésicules volumineuses, transparentes, les unes remplies encore de leur contenu, les autres déjà flétries et marquées actuellement par une petite surface épidermique blanchâtre. La face plantaire du pied est également couverte de vésicules transparentes, de dimensions plus grandes encore que les précédentes. Enfin, çà et là on voit de petites papules de prurigo entremêlées aux lésions précédentes.

Notons pour finir qu'il existe sur les cuisses, dans une étendue qui ne dépasse pas supérieurement le tiers moyen, des traces de pustules encore très-reconnaissables.

Le malade n'éprouve actuellement aucune démangeaison au niveau des parties qui sont le siége des éruptions. On prescrit pour tout traitement des applications émollientes (cataplasmes de fécule), chaque jour le malade prend un bain amidonné. Au bout de quelques jours il demande sa sortie, ne conservant plus que des traces insignifiantes des lésions qui avaient déterminé son entrée à l'hôpital.

Nous avons cité cette observation, dans le but de montrer les causes d'erreur qui peuvent résulter de l'apparence des lésions cutanées et les difficultés d'interprétation que certains cas peuvent présenter. Chez le malade dont nous venons de rapporter l'histoire, les signes étaient ceux d'une affection parasitaire, et il fallut, d'une part, l'absence des démangeaisons, symptôme toujours si prononcé dans les affections de cette nature, et, d'autre part, les résultats rapides d'un traitement antiphlogistique, pour écarter définitivement cette idée. Il faut avouer d'ailleurs que les signes pathognomoniques de la maladie peuvent faire défaut ou bien avoir disparu, et alors les éruptions cutanées, prurigo, lichen, pustules, restent comme la seule trace de la cause qui les a provoquées. Mais ces derniers cas sont assez rares, et généralement, lorsqu'on constate l'existence d'un ecthyma coïncidant avec d'autres éruptions, et lorsque toutes ces lésions se trouvent groupées en certains lieux d'élection, on peut avec certitude affirmer un diagnostic qui est presque toujours confirmé par la présence des indices caractéristiques de la présence du parasite. Ces indices sont, à vrai dire, les signes pathognomoniques des affections dont nous parlons. En effet, tous les symptômes que nous venons d'énumérer, et notamment l'ecthyma, ne sont pas des caractères certains et d'une valeur absolue. Ils permettent seulement de supposer que celui qui les présente est atteint d'une maladie de nature parasitaire; ils attirent de ce côté l'attention du médecin, qui alors doit s'appliquer de son mieux à rechercher l'un ou l'autre de ces signes pathognomoniques. Or, ces signes varient suivant l'espèce de parasite qui produit la maladie. Dans la gale, ce sont les sillons et les acares qu'ils contiennent; dans la phthiriase, ce sont les parasites eux-mêmes et leurs œufs que l'on trouve, soit dans l'épaisseur de la chevelure, soit dans les replis des vêtements. Ce n'est que lorsqu'on a constaté la présence de ces indices caractéristiques que le diagnostic est définitivement établi. Jusque-là, tous les autres symptômes, éruptions papuleuses, vésiculeuses, pustuleuses, ne constituent que des présomptions, et rien de plus. Mais, au point de vue de la nature de la maladie, l'ecthyma possède encore une valeur particulière comme symptôme local. En effet, la présence de cette complication indique généralement que la peau a subi une irritation intense et prolongée. On peut expliquer cette irritation de différentes manières. Dans la gale, elle paraît occasionnée directement par la piqûre des acares et par les mouvements que ces parasites exécutent dans leurs migrations au sein de l'épiderme. Certaines causes accessoires jouent également un rôle assez actif : tels sont les grattages, les frottements ou autres actes mécaniques auxquels les malades ne manquent guère de se livrer pour calmer le prurit qu'ils éprouvent. Toutefois, l'influence de ces dernières causes nous semble avoir été exagérée par certains auteurs et notamment par Hebra (1), qui n'hésite pas à leur attribuer la part principale dans la production des éruptions symptomatiques de la gale. Il n'est pas rare non plus de voir l'ecthyma survenir à la suite du

(1) Hebra. Traité des maladies de la peau, t aduit par Doyon.

traitement parasiticide, par l'effet des propriétés irritantes des pommades que l'on emploie habituellement pour la guérison de la gale. M. Cazenave a fait remarquer à ce propos que les substances que l'on emploie en applications topiques ne déterminent pas indifféremment toute espèce d'éruption. Ainsi, lorsque, dans son service de l'hôpital Saint-Louis, il faisait usage de corps gras dans la préparation des pommades destinées au traitement des galeux, c'était surtout l'eczéma qui survenait comme complication, tandis que, lorsqu'on employait les lotions, on voyait apparaître plutôt des éruptions ecthymatiques. Le prurit jouerait aussi un rôle très-important dans le développement de l'ecthyma parasitaire, si l'on en croit Cazenave, qui semble attribuer à cette cause la fréquence des éruptions pustuleuses dans la gale. Ce qui tendrait à confirmer cette manière de voir, c'est ce fait que, dans la gale, c'est le prurigo et le lichen qui s'accompagnent le plus souvent d'ecthyma. Nous pensons toutefois que, si le prurit exerce une influence quelconque sur le développement des pustules, c'est d'une manière indirecte et par l'intermédiaire des grattages auxquels il donne lieu. Du reste, de quelque manière que l'on envisage ici la pathogénie de l'ecthyma, on doit considérer ce symptôme comme une véritable complication et, comme telle, on doit veiller aux indications thérapeutiques spéciales qu'elle réclame. En effet, l'existence de cette complication étant une preuve que la peau a été fortement irritée, cette circonstance contredit d'une manière absolue l'emploi immédiat du traitement parasiticide, lequel n'aurait d'autre résultat que de faire souffrir le malade et d'aggraver considérablement les éruptions dont il est déjà atteint. La première indication à remplir, en pareil cas, consiste donc à combattre les complications inflammatoires au moyen d'un traitement exclusivement antiphlogistique, dont les lotions émollientes et les bains forment la base. Lorsque les pustules sont localisées aux mains et aux poignets, on peut se contenter de bains locaux à l'eau de guimauve tiède; dans les intervalles, on pratique l'enveloppement par le caoutchouc vulcanisé. Ce dernier moyen, dont nous avons vu l'emploi produire d'excellents résultats dans le service de M. le professeur Hardy, à l'hôpital Saint-Louis, peut être employé, du reste, indifféremment contre toutes les complications inflammatoires qui surviennent dans le cours des affections parasitaires.

L'existence de l'ecthyma comme symptôme des causes d'ordre extérieur, et particulièrement des affections de nature parasitaire, soulève certaines questions qui sont loin d'être dépourvues d'intérêt. Ainsi, on peut se demander pourquoi cette complication ne se rencontre pas chez tous les individus qui réalisent les conditions d'irritation cutanée mentionnées ci-dessus, mais seulement chez certains d'entre eux, pourquoi elle est bien plus prononcée chez les uns que chez les autres, et enfin pour quelle raison elle est bien plus rebelle et plus lente à disparaître dans tel cas que dans tel autre, où elle guérit avec la plus grande facilité. Prenons pour exemple la gale. Certains individus contractent des éruptions pustuleuses avec la plus grande facilité, sous l'influence de cette maladie, tandis que d'autres en demeurent indemnes jusqu'à la fin. Chez d'autres, l'ecthyma prédomine ou constitue même la seule complication, à l'exclusion de toute autre. D'autre part, l'abondance de l'éruption pustuleuse est loin d'être toujours en rapport avec l'intensité apparente de la cause qui la produit. Ainsi il est des cas où l'on ne trouve que très-peu de traces de parasites, où il est même difficile de découvrir un seul sillon, et cependant les malades ont les mains, les poignets et d'autres régions couvertes de pustules d'ecthyma. C'est cette dernière circonstance, assez difficile à expliquer au premier abord, qui avait fait dire à Devergie que la gale pouvait exister sans acares, puisqu'on n'en trouve pas de traces dans la forme la plus grave, dans la forme ecthymatique. Une semblable interprétation ne saurait plus être adoptée aujourd'hui, on le comprend aisément. Nous préférons admettre, avec M. Hardy (1), pour expliquer ces anomalies apparentes, qu'il existe chez les individus ainsi atteints une disposition spéciale, en vertu de laquelle toute irritation produite sur la peau aboutit presque fatalement à la formation de pustules d'ecthyma. Cette disposition est pour ainsi dire innée chez certaines personnes et tellement prononcée parfois que les traumatismes les plus légers, une écorchure, une piqûre, l'application d'un vésicatoire suffisent pour déterminer l'apparition de pustules d'ecthyma. Chez d'autres elle tient à des causes diathésiques ou constitutionnelles, ou bien à des causes accidentelles et généralement de nature débilitante. Ainsi, la gale se complique beaucoup plus souvent d'ecthyma chez les gens qui présentent les attributs du tempérament lymphatique ou scrofuleux, chez les individus à chairs flasques, molles, à tendance pyogénique, pour qui tout est prétexte à suppuration. Les enfants et les femmes qui réalisent si souvent les conditions précédentes, et qui de plus ont la peau d'une finesse et d'une impressionnabilité beaucoup plus grande que celle des adultes, sont également très-sujets à ce genre de complication. D'autre part les individus débilités par les mauvaises conditions de la vie ordinaire, ceux qu'une alimentation malsaine ou insuffisamment réparatrice, l'habitude d'un logement humide et insalubre, la misère sous toutes ses formes ont conduits à l'épuisement, enfin et surtout ceux qui sont sous l'influence de l'alcoolisme chronique, ceux-là contractent aussi très-fréquemment des éruptions d'ecthyma lorsqu'ils viennent à être soumis à l'une quelconque des

(1) A. Hardy. Art. Gale, du Dictionnaire de médecine et de chirurgie pratiques.

causes d'irritation que nous venons de signaler. Du reste il est à remarquer que ces mêmes individus sont également ceux qui sont le plus exposés à contracter la gale ou les maladies parasitaires en général, et qui paraissent offrir les conditions de germination les plus favorables. Mais l'influence que ces causes d'ordre général exercent sur le développement de l'ecthyma, ne se manifeste pas seulement par l'abondance des lésions cutanées pustuleuses et par la précocité de leur apparition, elle se révèle encore par la gravité que ces lésions peuvent présenter dans certaines circonstances. Ainsi l'ecthyma d'origine parasitaire est susceptible de revêtir une forme ulcéreuse, profonde ou même gangréneuse, lorsque les sujets chez lesquels il se montre ont leur constitution débilitée par de mauvaises conditions antérieures, ou lorsqu'ils sont cachectiques à un degré quelconque. La maladie semble alors résulter de deux sortes de causes bien différentes, les unes d'ordre général agissent comme conditions prédisposantes, les autres d'ordre local, peuvent être considérées comme les causes déterminantes. Il importe de faire la part de chacune de ces sortes de causes lorsqu'on veut apprécier à sa juste valeur l'importance séméiologique de l'ecthyma, car telle inflammation qui paraît simplement provoquée doit être en réalité dans bien des cas rapportée à une cause d'ordre plus général qui réside dans les conditions antérieures ou actuelles de l'individu atteint. Nous allons rapporter des observations qui sont des exemples de cette influence combinée de l'état général et des causes locales. Dans ces faits, il s'agit d'individus débilités ou placés dans de mauvaises conditions hygiéniques et chez qui des éruptions pustuleuses, d'origine parasitaire, revêtirent une forme ulcéreuse et profonde, par suite des mauvaises dispositions de l'état général.

Observation X.

Ecthyma provoqué, cachectique.

Le nommé B... Jean, homme de peine, âgé de 47 ans, entre à l'hôpital Saint-Louis, salle Saint-Thomas, lit n° 11, service de M. le Dr Besnier.

Cet individu d'apparence misérable, couche en garni et vit assez mal. Il se présente le 31 mars, les mains couvertes de pustules d'ecthyma en partie séchées et croûteuses, autour desquelles l'épiderme est soulevé en larges plaques, ce qui semble prouver qu'à une certaine époque il y a eu de l'œdème phlegmoneux de la main autour des pustules. Pas d'engorgement lymphatique ni ganglionnaire appréciable.

De plus, le dos et le ventre présentent des papules de prurigo et de nombreuses traces de grattages provoqués par des parasites. Cet homme est emphysémateux et respire avec peine (Bain amidonné. Cataplasme. Tisane de houblon). Au bout de quelques bains toutes les croûtes sont tombées et laissent des ulcérations que l'on panse avec de la poudre.

Guérison rapide. Exeat le 10 avril.

Observation XI.

Ecthyma cachectique, d'origine parasitaire.

Le nommé L... Eugène, passementier, âgé de 17 ans, entre le 24 mars 1874, salle Saint-Léon, n° 27, service de M. le Dr Besnier.

Ce jeune homme, d'assez haute taille, est d'une apparence chétive et maigre. Logé chez ses parents il habite un petit garni misérable et sale. Il arrive le 24 mars, le corps parsemé de papules de prurigo qui recouvrent le dos, la poitrine et les épaules. En outre il existe une éruption très-confluente de pustules d'ecthyma dans les intervalles desquelles on voit des croûtes de toute nature et de nombreuses traces de grattages. Cependant les démangeaisons sont faibles au dire du malade. Malgré ces affirmations, on doit rattacher l'éruption à une cause parasitaire, à de la phthiriase (4e degré. Bain amidonné, enveloppement par le caoutchouc).

Le 27 mars. Toutes les croûtes sont tombées.

Au-dessous on aperçoit des surfaces rouges érythémateuses, avec ulcérations superficielles. La peau est le siége de démangeaisons et de brûlures, incomplètement calmées par les aspersions de poudre d'amidon que l'on fait journellement sur les membres. Les fonctions digestives sont en mauvais état. La peau est sèche et rugueuse dans l'intervalle des points irrités.

Le 29. Même état. La peau commence à prendre un peu de souplesse et à devenir luisante, une partie des ulcérations commence à se déterger.

Le 15 avril. La peau a recouvré toute sa souplesse. Il reste seulement sur les jambes un peu d'épaississement et des taches. Le malade sort guéri, mais encore un peu anémique, le 5 mai.

La lecture de ces deux observations fait voir quelle est l'influence de l'état général sur la marche de l'ecthyma provoqué. On aura une idée encore plus nette de cette influence et du degré d'importance qu'elle peut acquérir en lisant l'observation suivante dont nous avons pu recueillir les détails dans le service de M. le professeur Hardy, médecin de l'hôpital Saint-Louis, grâce à l'obligeance de notre collègue et ami E. Ory, interne du service.

Observation XII.

Ecthyma profond de cause parasitaire.

Le nommé L... Joseph, cartonnier, âgé de 21 ans, entre à l'hôpital Saint-Louis, salle Saint-Jean, le 26 novembre 1875. On retrouve dans les antécédents de ce malade des particularités intéressantes au point de vue de l'affection cutanée actuelle. En effet, il nous affirme que, dès son enfance, il a été sujet à des éruptions semblables à celle qu'il présente aujourd'hui : ces éruptions se montraient presque chaque année, à peu près vers le mois de mai, duraient deux ou trois mois, puis disparaissaient complètement. Cependant depuis cinq années environ, il n'est survenu aucune éruption. Ce malade vit d'ailleurs dans d'assez mauvaises conditions hygiéniques ; n'ayant pas d'ouvrage, il ne peut se nourrir que d'une façon tout à fait insuffisante, ne mange pas de viande, etc., etc. Cet état de privation dure depuis environ six mois.

État actuel. — Ce jeune homme est maigre, d'une taille élancée, mais il n'a point l'air cachectique. Il a le corps couvert d'éléments éruptifs qui consistent principalement en des papules de prurigo et en des putusles d'ecthyma. Ainsi la partie inférieure du dos, les épaules, la partie supérieure des bras, sont recouvertes de papules de prurigo dans les intervalles desquels existent de nombreuses excoriations, résultat de grattages réitérés. Au sommet de l'épaule droite, on voit deux grandes pustules d'ecthyma, reposant sur une surface rouge et enflammée. La partie supérieure du bras gauche porte également des traces de pustules, sous forme de macules rougeâtres et d'excoriations superficielles. La partie supérieure de la face externe de la cuisse droite présente un grand nombre de papules de prurigo au milieu desquelles s'élèvent des pustules d'ecthyma recouvertes de croûtes arrondies et verdâtres. C'est vers l'extrémité inférieure du membre que les pustules présentent leurs caractères les plus accentués. A la partie externe de la cuisse droite on voit une large croûte verdâtre, de forme circulaire, bordée d'un cercle érythémateux. Une pustule semblable mais un peu plus petite se voit à la face externe du genou. La face antéro-externe de la jambe droite présente à sa partie moyenne une plaque rougeâtre couverte de débris épidermiques et surmontée d'une sorte de soulèvement bulleux assez large. Un peu plus haut, sur la crête du tibia, croûte épaisse, humide, rugueuse, blanchâtre, de forme irrégulière, dont le contour trahit la forme primitive des deux pustules qui s'est formée par la réunion de leurs bords. La circonférence de cette croûte est marquée par un soulèvement bulleux en forme de bourrelet. Un peu plus bas on rencontre également des traces de pustules sous forme de croûtes minces circonscrites par des soulèvements purulents de l'épiderme. Enfin, çà et là, des macules brunâtres et fortement pigmentées accusent des vestiges de pustules actuellement en voie de guérison. Du côté gauche, la partie inférieure de la face externe de la jambe présente une large croûte brunâtre, humide, épaisse, inégale. Cette croûte, qui semble avoir été formée par la réunion de plusieurs pustules laisse échapper de sa face profonde une tumeur épaisse et ichoreuse; tout autour d'elle l'épiderme est ridé et tiraillé comme par rétraction. La face interne de la jambe présente également un soulèvement bulleux large comme une pièce de deux francs, recouvert à moitié d'un épiderme ridé et caché dans le reste de son étendue par une croûte épaisse et sanguinolente. Au-dessous de l'articulation tibio-tarsienne existent deux bulles semblables à la précédente. Ces bulles ont au centre une croûte épaisse et noirâtre, leur circonférence est marquée par un bourrelet purulent. Enfin, la partie inférieure de la face externe est surmontée de deux croûtes verdâtres, de la largeur moyenne d'une pièce de deux francs. On voit çà et là quelques taches noirâtres disséminées. Engorgements ganglionnaires douloureux à la partie supérieure des cuisses. L'examen attentif du malade permet de constater des traces non douteuses de phthiriase. En conséquence on institue un traitement parasiticide consistant en fumigations cinabrées et en aspersions de poudre de staphysaigre.

Le 2 décembre. On constate la cessation complète des démangeaisons. Les pustules d'ecthyma sont en voie de guérison sur la partie supérieure du tronc : la plupart sont remplacées par des croûtelles où simplement par des macules. Mais vers les membres inférieurs, les croûtes persistent épaisses, dures, saillantes, très-adhérentes. Vers les parties les plus déclives, elles sont larges, aplaties, noirâtres. La pression fait sourdre de leur face profonde un liquide purulent. En un mot elles présentent les caractères des croûtes qui succèdent aux pustules de l'ecthyma profond, cachectique. »

L'origine parasitaire de l'ecthyma est indiscutable ici. Mais l'intérêt principal de cette observation repose sur le caractère ulcéreux et sur la forme grave des lésions cutanées, mises en regard de l'état général et des conditions fâcheuses que le malade présentait au moment de son entrée à l'hôpital. C'est à l'influence débilitante d'une vie de privations, d'une alimentation défectueuse qu'il faut attribuer la forme ulcéreuse de l'affection cutanée, à la production de laquelle l'irritation occasionnée par la présence des parasites avait contribué de son côté à titre de cause déterminante. Nous verrons d'ailleurs, à propos de l'ecthyma chronique, comment les causes d'ordre général s'associent souvent aux causes locales dans la production de cette maladie. L'ecthyma aigu, simple, peut même revêtir une forme gangréneuse lorsqu'il survient chez des individus débilités, cachectiques, et notamment chez les vieillards qui présentent si peu de résistance à l'action des causes d'irritation extérieures. M. Hardy a signalé le premier cette forme gangréneuse, qui n'est en réalité qu'une variété de l'ecthyma simple, puisqu'elle reconnaît les mêmes causes et puisqu'elle débute par des pustules semblables à celles qui caractérisent la première période de cette dernière affection. Le point de départ de cette complication réside effectivement dans des influences locales, de nature irritante. Mais l'explication de la tendance gangréneuse réside dans l'état de faiblesse antérieur du malade déjà débilité par une mauvaise hygiène et surtout par l'âge. Dans cette circonstance la pustule, au lieu de se présenter avec ses caractères ordinaires, est entourée d'un cercle brun livide qui ne tarde pas à se convertir en une eschare circulaire de couleur grisâtre. Cette eschare se détache et laisse derrière elle une ulcération de mauvaise nature. Il y a peu de douleurs locales, mais l'éruption s'accompagne de phénomènes généraux graves, tels que l'altération des traits, une faiblesse extrême, la petitesse et la fréquence du pouls, le sécheresse de la langue, enfin tous les symptômes de l'état adynamique que l'on observe dans les affections gangréneuses (1). Cette variété d'ecthyma, qui n'est peut-être autre chose que le *rupia escarrotica* des auteurs, a été observée deux fois par M. Hardy et dans les deux cas elle s'est terminée par la mort. Ce qui caractérise cette forma d'ecthyma, au moins autant que la tendance à la gangrène et ce qui autorise à la ranger dans la même catégorie que l'ecthyma simple, c'est sa marche franchement aiguë. Chez un des malades soumis à l'observation de M. Hardy, la gangrène se manifesta deux jours après le début de l'affection et la mort ne survient que cinq ou six jours après. Du reste chez ce malade, vieillard cachectique et débilité, l'ecthyma compliquait la gale comme dans les cas simples. Cette complication doit être assez rare puisque M. Hardy n'a pu l'observer que deux fois dans sa longue pratique. Nous n'avons pas eu nous-même l'occasion de rencontrer cette forme très-peu commune de l'ecthyma simple.

(1) Hardy et Béhier. Traité de pathologie interne, tome III.

CHAPITRE II

DE LA VALEUR SÉMÉIOLOGIQUE DE L'ECTHYMA CHRONIQUE.

L'ecthyma chronique, dont la valeur séméiologique fera l'objet des considérations renfermées dans ce deuxième chapitre, se distingue de l'ecthyma aigu par un certain nombre de caractères, par sa durée, enfin et surtout par la nature des conditions dans lesquelles il se développe. En se plaçant à ce dernier point de vue, la division que j'ai proposée au commencement de ce travail peut sembler très-légitime, puisqu'elle correspond à une différence en apparence bien tranchée dans l'étiologie. Mais cette différence est plus apparente que réelle, car dans bien des circonstances, on voit l'ecthyma chronique aussi bien que l'ecthyma aigu, se développer à la fois sous l'action de causes externes et sous l'action de causes internes, de telle sorte que toute distinction au point de vue étiologique devient alors véritablement impossible. La division de l'ecthyma ne saurait donc être considérée comme exprimant une distinction absolue entre les deux formes de cette maladie : mais elle n'en a pas moins une grande valeur parce qu'elle correspond à une différence dans les causes qui est vraie dans la grande majorité des cas.

L'ecthyma chronique comprend, dans la nomenclature de Willan, un certain nombre de variétés qui ne diffèrent guère que par leurs caractères anatomiques, mais qui ne se distinguent pas essentiellement au point de vue de l'étiologie. Ces variétés sont au nombre de trois, à savoir : l'ecthyma *infantile*, l'ecthyma *luridum*, l'ecthyma *cachecticum*, L'ecthyma chronique est une affection qui se distingue assez nettement de l'ecthyma aigu par sa marche, par sa durée et par ses caractères anatomiques.

Au début, la lésion élémentaire est la même que dans cette dernière forme, c'est-à-dire qu'elle est constituée par une pustule phlysaciée, arrondie, large de base, entourée d'une auréole inflammatoire, plus ou moins étendue. Cette pustule ne se différencie en rien au début de celle qui marque la première période de l'ecthyma aigu, mais peu après son apparition, elle se modifie et prend un caractère tout à fait spécial. D'abord elle est plus large, plus aplatie, elle est moins acuminée, moins saillante. Le pus qu'elle renferme est une sorte de sérosité roussâtre colorée par la présence d'une certaine quantité de sang, cette pustule n'a qu'une durée assez courte et lors qu'elle disparaît par suite de la rupture de la lamelle épidermique qui la constitue, on voit se former à sa place une croûte épaisse, aplatie, irrégulière, brune ou noirâtre, dont les bords paraissent déprimés au-dessous de la peau environnante, et comme enchâssés dans l'épaisseur du derme. Cette croûte repose sur une ulcération de profondeur variable, qui intéresse dans certains cas toute l'épaisseur de la peau, et qui d'autres fois ne constitue qu'une excoriation assez superficielle. La chute des croûtes laisse voir cette ulcération arrondie, grisâtre, recouverte d'un pus épais et fétide, ou de bourgeons fongueux et de mauvais aspect. La réparation de cet ulcère exige un temps variable et qui est subordonné d'ailleurs à la profondeur de la plaie et aux conditions générales de l'individu atteint. Elle peut se faire attendre des mois et même des années, lorsque la cause persiste, et lorsque les phénomènes généraux ne sont pas assez graves pour entraîner la mort. Lorsque l'ulcération est très-superficielle, il ne se forme pas à proprement parler da cicatrice, mais seulement une maculature brunâtre ou violacée qui persiste très-longtemps, surtout quand la lésion siége aux membres inférieurs. Mais lorsqu'elle est profonde et lorsqu'elle comprend plusieurs des éléments de la peau, elle donne lieu à une cicatrice qui ne disparaît pas avec le temps et qui reste comme la trace ineffaçable de la lésion qui l'a précédée. Cette cicatrice présente des caractères spéciaux, qui se modifient à la longue, et qui peuvent fournir des indications très-utiles au point de vue du diagnostic rétrospectif de la nature de la maladie. Ces caractères résident principalement dans la forme de la cicatrice et dans sa coloration. Ainsi, dans l'ecthyma d'origine purement cachectique, elle présente une coloration brune ou violacée très-marquée et très-persistante. Dans l'ecthyma des scrofuleux, la coloration violacée est plus marquée encore; la surface de la cicatrice n'offre pas un aspect lisse, elle est déprimée et parsemée de fines arborisations vasculaires. L'ecthyma d'origine syphilitique, se fait remarquer par la coloration brune et cuivrée, et par la surface lisse et le contour régulièrement arrondi de la cicatrice qui lui succède. Ces différents caractères ne présentent pas une égale importance pour le diagnostic : les signes tirés de la coloration notamment ne comportent pas une signification absolue. La marche de l'ecthyma chronique est lente comme l'indique son nom; quant à sa durée, elle est subordonnée à la persistance de la cause et aux conditions de l'état général. L'ecthyma chronique se montre quelquefois par poussées successives qui prolongent de beaucoup la durée de la maladie : Il constitue alors l'ecthyma *diutinus* ou *successif* de Devergie. D'autres fois, il est d'une seule venue, et l'éruption ne se compose que d'une poussée unique qui n'est point suivie de la formation de nouvelles pustules. Quelle que soit la forme sous laquelle il se présente, il peut s'accompagner de symptômes généraux lorsque l'éruption est étendue et lorsque la suppuration, qui s'établit à la suite de l'ouverture des pustules et de la chute des croûtes, persiste longtemps. Dans ce dernier cas, on voit survenir un amaigrissement plus ou moins rapide, avec pertes de forces, prostration, sueurs nocturnes, diarrhée etc. etc. On observe en même temps un mouvement fébrile très-prononcé qui offre tous les caractères de la fièvre hectique. Il n'est pas rare que ces phénomènes aboutissent à la mort, mais c'est principalement chez les vieillards et chez les individus profondément cachectiques que cette terminaison s'observe. Lorsqu'elle survient, on voit les malades succomber au milieu des symptômes de l'état adynamique, prostration, subdélirium, diarrhée, langue sèche et fuligineuse etc., etc.

L'étendue et le siége de l'éruption, dans l'ecthyma chronique, présentent des particularités qui sont en rapport avec certaines conditions générales ou locales. Dans l'ecthyma *infantile*, l'éruption a beaucoup plus de tendance à se généraliser, elle peut occuper presque toutes les régions, mais elle se montre de préférence sur le tronc, sur la face, sur le cou et sur les membres supérieurs. Dans les variétés connues sous les noms d'ecthyma *luridum* et d'ecthyma *cachecticum*, l'éruption a plus de tendance à se localiser : elle ne se généralise que dans des cas exceptionnels, et alors on trouve des pustules disséminées un peu partout, sur le tronc, sur les membres supérieurs, jamais sur la face. Dans la plupart des cas, les pustules se développent presque exclusivement sur les membres inférieurs, au niveau des parties les plus déclives ; chez les vieillards, c'est principalement à la partie inférieure des jambes autour des malléoles, sur la crête du tibia que les premières font leur apparition. La prédominance des lésions aux membres inférieurs, qui est un des caractères principaux de l'ecthyma chronique, trouve une explication naturelle dans l'existence de certaines conditions locales spéciales à ces parties. Ces conditions résultent de la déclivité même des membres inférieurs, et des obstacles que la pesanteur y oppose au courant circulatoire et qui ont pour résultat d'amener des engorgements, des stases veineuses, des œdèmes etc., etc.; toutes altérations dont l'existence joue un rôle incontestable dans le développement d'un grand nombre d'affections cutanées. Parmi ces causes prédisposantes, il faut placer au premier rang les varices, cette affection si commune chez certains sujets et particulièrement chez les vieillards. L'ecthyma chronique paraît avoir, en effet, d'étroites connexions avec cette cause dont l'intervention ne saurait être niée en ce qui concerne d'autres phlegmasies cutanées (érythème chronique, érysipèle) etc., etc. Le mécanisme, suivant lequel les varices peuvent amener le développement de ces inflammations, a été exposé avec une grande précision par M. Bazin. « Les varices, dit-il, ont pour effet d'enlever à la peau une grande partie de son activité fonctionnelle et de lui créer une sorte de disposition pathologique qui tend à se révéler à la moindre influence. A leur niveau, cette membrane est amincie, éraillée, luisante, souvent distendue par l'œdème, et il suffit alors de l'irritation la plus légère pour l'enflammer et y produire des poussées vésiculaires, qui peuvent se perpétuer indéfiniment par la répétition des mêmes causes. D'un autre côté, le sang qui stagne dans les veines dilatées ou qui transsude à travers leurs parois agit comme un corps étranger pour irriter la peau. Enfin, lorsqu'il existe des ulcères, la sanie sanguinolente qui s'en échappe, devient elle-même une cause efficiente qui provoque et qui entretient la maladie cutanée. » Mais les varices n'ont pas seules le pouvoir de favoriser le développement des inflammations cutanées : toute cause d'irritation peut produire de semblables résultats à la condition qu'elle soit suffisamment prolongée. Aussi voit-on l'ecthyma ulcéreux se développer avec la plus grande facilité partout où la peau est le siége d'une irritation un peu vive et longtemps continuée. Ainsi on l'observe très-souvent comme conséquence de l'érythème par décubitus prolong (érythème paratrime d'Alibert, variété d'érythème qui se rencontre chez les individus retenus au lit par de longues maladies et principalement chez les enfants où le contact permanent des urines et des matières fécales est une cause puissante d'irritation. Dans cette complication la peau s'enflamme, puis l'épiderme se décolle, soulevé par un liquide séro-purulent mêlé de sang. Une fois cette ampoule rompue, on découvre un ulcère de mauvais aspect dont le fond repose sur des tissus atoniques ou complètement privés de vie. Cette forme d'ecthyma se rencontre quelquefois dans la convalescence des maladies graves et particulièrement à la suite de la fièvre typhoïde, chez les malades profondément adynamiques : elle se montre encore très-fréquemment chez les enfants cachectiques, et quelquefois à une époque très-rapprochée de la naissance, lorsque les enfants viennent au monde avec une constitution débilitée, son siége le plus ordinaire se trouve au niveau des parties déclives, sur la région sacrée, sur les fesses, à la face postérieure des cuisses etc., etc.; partout, en un mot, où la peau est le plus exposée aux causes d'irritation que nous avons signalée.

L'ecthyma chronique est une des affections cutanées les plus communes chez les enfants. Les caractères spéciaux avec lesquels il se présente habituellement dans l'enfance sont suffisamment tranchés, pour que certains auteurs aient cru devoir, à l'exemple de Willan, en faire une variété spéciale, sous le nom d'*ecthyma infantile*. Pourtant, cette variété ne se distingue pas essentiellement des autres formes d'ecthyma chronique, du moins en ce qui concerne les lésions anatomiques. La seule différence que l'on puisse trouver réside dans le mode de développement de l'éruption et dans sa tendance à la généralisation, beaucoup plus marquée dans l'ecthyma infantile. Dans cette maladie, en effet, les pustules se développent ordinairement sur tous les points de l'enveloppe cutanée, sans affecter le siége principal : on les rencontre à la face, sur le cou, sur le tronc, sur les membres supérieurs, et très-fréquemment sur les parties déclives, sur les fesses, sur la partie postérieure des cuisses, etc., etc. Les pustules offrent des dimensions très-inégales : ici, très-petites ; ailleurs, au contraire, très-volumineuses. Leur apparition n'a pas lieu simultanément dans tous les points ; elle se fait par poussées successives, qui rendent la durée de la maladie beaucoup plus longue. Les croûtes qui leur succèdent sont minces et peu adhérentes ; au-dessous de ces croûtes, existent des ulcérations assez superficielles, qui persistent longtemps et qui laissent à leur suite de légères traces cicatricielles. Les ulcérations peuvent acquérir une certaine étendue dans certaines régions, au niveau du siége, par exemple, sur les parties génitales, où elles sont toujours plus larges et plus profondes. Elles ont généralement une forme arrondie ; mais, dans certains cas, elles sont tellement rapprochées, qu'elles finissent par confondre leurs bords, formant ainsi de vastes plaies anfractueuses et irrégulières, dont le contour sinueux trahit la forme primitive des ulcères qui les ont produit par leur agglomération. Le rapprochement d'un certain nombre d'ulcérations constitue un signe d'une certaine valeur, car il s'observe surtout lorsque la maladie est d'origine cachectique, et il est un des traits principaux qui permettent de reconnaître cette origine. La chute prématurée des croûtes et la formation d'ulcérations profondes indiquent toujours un état général grave. Dans es cas les plus graves, la chute des croûtes peut être suivie d'ulcérations phagédéniques, dont la marche envahissante rappelle celle de certaines lésions d'origine syphilitique En même temps, on peut observer d'autres manifestation cutanées qui comportent également une grave signification pronostique, des bulles de *rupia escarrotica*, des gangrènes phagédéniques, des taches de purpura, etc., etc. (1). Le développement de l'ecthyma infantile est accompagné ordinairement de phénomènes généraux qui ne sont pas nécessairement sous la dépendance de l'éruption, mais qui semblent être plutôt en rapport avec la maladie, dont l'éruption n'est elle-même qu'un symptôme. Ces phénomènes ne diffèrent point d'ailleurs de ceux qui s'observent dans la plupart des états cachectiques. Ainsi, il y a de la fièvre, de l'anorexie, parfois de la diarrhée et des vomissements ; le ventre est tuméfié, douloureux, et la mort survient comme dernier terme de tous ces désordres, si l'on n'y porte un prompt remède (2).

La plupart des auteurs s'accordent à considérer l'ecthyma infantile comme une affection d'origine cachectique. En effet, cette maladie se montre de préférence chez les enfants anémiés, débilités, chez ceux dont la constitution a subi une détérioration plus ou moins profonde, par suite de mauvaises conditions constitutionnelles ou accidentelles. C'est ainsi qu'on la voit apparaître chez les très-jeunes enfants, et particulièrement chez les nouveau-nés, comme conséquence du sevrage prématuré, de l'usage d'un lait de mauvaise qualité ou de toute autre alimentation disproportionnée avec les aptitudes digestives des jeunes sujets. On l'observe encore assez fréqemment comme résultat de la malpropreté, du défaut de soins, de l'habitation d'un logis malsain et mal aéré. L'ecthyma apparaît également comme une complication très-commune dans le cours des maladies chroniques et principalement à la suite des maladies de l'appareil digestif, si fréquentes et si graves chez les enfants. Toutes les maladies à tendance cachectique et débilitante peuvent s'accompagner d'éruptions d'ecthyma : gas-

(1) Bazin. Leçons sur les affections cutanées artificielles.
(2) Caillault. Traité des maladies de la peau chez les enfants.

trites, gastro-entérites, diphthérie, etc., etc. Ainsi, Valleix dit avoir observé cette complication un assez grand nombre de fois chez des nouveau-nés atteints de muguet, et chez des enfants atteints de sclérème (1). Billard (2) a observé la même coïncidence; mais il a rencontré beaucoup plus souvent l'ecthyma dans le cours des maladies des voies digestives, entérites, carreau, etc., etc. La fréquence de l'ecthyma, comme complication de ces maladies, s'explique par l'état de marasme et de cachexie où elles réduisent habituellement les enfants. Il faut se rappeler à ce propos que, chez les enfants, les manifestations cachectiques ont une prédilection particulière pour le tégument externe, et qu'elles frappent la peau et les muqueuses avec plus d'intensité que la syphilis elle-même. Ce point de l'histoire des cachexies infantiles a été bien mis en lumière par M. Caillaut, dans son excellent Traité des *Maladies de la peau chez les enfants*. Nous aurons occasion d'y revenir, en étudiant l'ecthyma dans ses rapports avec la syphilis congénitale. Pour l'instant, nous nous bornerons à rapporter deux observations d'ecthyma ulcéreux survenu chez des enfants, dans le premier cas, à la suite d'une pneumonie, dans le second, à la suite d'un état cachectique de cause indéterminée. Dans cette seconde observation, l'ecthyma prit une forme gangréneuse très-remarquable et s'accompagna de symptômes généraux graves.

Observation XIII.

Ecthyma. — Roséole. — Pneumonie.

Boul... Eugénie, âgée de 2 ans, entre à l'hôpital des Enfants malades, salle Sainte-Cécile, n° 9. Cette petite fille a les cheveux blonds, le teint frais et rose. Six semaines auparavant elle est revenue de nourrice. Elle portait alors une pustule sur la fesse droite. Depuis cette époque il survint d'autres pustules qui donnèrent lieu à des ulcérations suppurantes. Ces

(1) Valleix. Traité des maladies des nouveau-nés.
(2) Billard. Traité des maladies des enfants.

ulcérations assez nombreuses occupaient les lombes et les fesses. Elles étaient livides, avaient de une ligne à une demi-ligne de diamètre. Quelques-unes étaient larges et irrégulières et attaquaient toute l'épaisseur du derme. La plupart avaient leurs bords décollés et étaient produites comme à l'emporte-pièce. A l'entrée de la malade, on peut encore constater toutes ces particularités. De plus, on voit auprès des ulcérations quelques croûtes d'un jaune brun, de forme assez irrégulière, peu saillantes. La partie antérieure des cuisses est parsemée de pustules à base rouge et proéminente dont le sommet légèrement aplati contient une matière épaisse et violacée au centre.

On ne distingue ni pustules ni vésicules dans le cuir chevelu, mais à la racine des cheveux, il ya a des écailles minces qui s'enlèvent facilement. En quelques endroits on voit des croûtes larges, irrégulières, d'un jaune clair, sèches, friables, se détachant en écailles. Sur d'autres points, les croûtes sont plus dures, d'un jaune verdâtre, plus épaisses. La malade présente depuis longtemps un écoulement par les oreilles. Le bord des paupières est rouge et enflammé, les parties génitales sont rouges, les grandes lèvres boursouflées. Il existe un écoulement de matière blanchâtre, fétide par la vulve. Depuis trois jours la petite malade se plaint beaucoup et porte souvent la main à son front.

Le sommeil est interrompu par des réveils brusques et par des cris aigus. La soif est vive. Il y a des nausées, une diarrhée peu abondante composée de matières jaunâtres. La fièvre est assez intense, 112 à 120 pulsations.

Le 6. Plusieurs des ulcérations paraissent en voie de cicatrisation. Leur surface est d'un rouge vermeil. Les bords sont décollés. Les pustules des cuisses sont pour la plupart ulcérées, mais moins profondément que celles du dos. Un peu de diarrhée, toux.

Le 8. Plusieurs des ulcérations du dos sonl cicatrisées; celles des cuisses marchent aussi vers la guérison. De nouvelles pustules à base élevée, à sommet, contenant un peu de pus se sont développées sur le dos et sur les cuisses.

Le 10. Eruption de vésicules également disséminées sur le corps, reposant sur une surface rouge très-étendue; les vésicules siégent sur l'abdomen et sur les parties inférieure et droite du thorax. Les ulcérations des fesses, des lombes et des cuisses sont moins profondes. Il existe encore plusieurs croûtes anciennes, brunâtres, saillantes, de forme irrégulière. La plupart des pustnles développées les dernières offrent, à leur sommet, une croûte brunâtre qui, chez quelques-unes, se montre entourées d'un petit cercle purulent.

Le 15. Les vésicules sont desséchées et remplacées par une desquamation qui s'étend du centre à la circonférence en formant des cercles irréguliers dont quelques-uns ont jusqu'à un pouce de diamètre. Les pustules apparues les jours précédents sont remplacées par des croûtes brunâtres, solides, adhérentes. A la place des ulcérations cicatrisées on voit des tache violacées, luisantes, légèrement déprimées. Il y a une rougeur érythémateuse des parties génitales étendue jusqu'aux aînes. L'écoulement vulvaire est moins abondant, tout le corps est couvert, mais inégalement, de taches rosées dont un petit nombre sont confluentes. La peau est sèche et conserve sa teinte naturelle dans l'intervalle des taches.

Le 17. Les plaques de roséole existent encore, diarrhée, toux, affaiblissement et amaigrissement considérables. Mort le 18 juin.

L'autopsie permet de constater une hépatisation rouge de presque tout le poumon droit ainsi que d'une partie du poumon gauche. Les ganglions bronchiques et mésentériques sont en partie tuberculeux. Vers le commencement de l'iléon, on voit des plaques rouges saillantes et près de la valvule iléo-cæcale quatre ulcérations elliptiques de trois à quatres lignes d'étendue, à bords rouges et boursouflés. Ces ulcérations occupent toute l'étendue de la muqueuse.

L'Ecthyma peut affecter, dans certains cas, une forme gangréneuse très-remarquable chez les enfants. Cette transformation gangréneuse d'une éruption pustuleuse a été observée dans un fait qui nous a été communiqué par M. le Dr Lallier et que nous allons rapporter dans tous ses détails. Dans ce fait, il est vrai, l'origine de la maladie est assez obscure (on soupçonnait l'existence de la syphilis chez les parents), mais l'étendue et la gravité des désordres cutanés ne laissent aucun doute sur la coïncidence d'un état cachectique.

Observation XIV.

Ecthyma gangréneux chez un enfant.

La nommée V... âgée de 12 mois, entre le 2 avril 1873, salle Sainte-Foy, n° 17, service de M. le Dr Lallier.

Cette petite fille normalement constituée n'a eu aucune maladie depuis sa naissance.

Depuis dix jours environ, il s'est développé, après trois jours de fièvre et d'agitation, une éruption ecthymateuse qui a déterminé sur le corps de l'enfant de profondes ulcérations. Celles-ci sont disséminées sur le tronc, principalement sur la moitié latérale gauche. Elles sont régulièrement arrondies, à bords rouges taillés à pic; elles comprennent toute l'épaisseur de la peau. Le fond semble formé par l'aponévrose d'enveloppe, il est recouvert d'un peu de pus. Sur quelques-unes d'entre elles, l'eschare n'est pas entièrement détachée.

Sur divers points, le mal n'a pas acquis autant d'étendue, et en examinan les fesses, on y voit des taches rouges un peu saillantes avec une croûte centrale qui représente la lésion élémentaire à un moindre degré de développement.

Au dire de la mère, toutes les grandes ulcérations ont, à un moment, présenté le même aspect. Lorsqu'on soulève la croûte centrale, on découvre au-dessous d'elle un liquide purulent et une ulcération peu profonde.

On ne trouve rien sur les bras ni sur les avant-bras, la main gaucht porte une pustule. Il y a également quelques petites pustules éparses sur la figure.

L'affection reparaît avec des caractères analogues sur le cuir chevelu. On y voit des taches rouges recouvertes de croûtes jaunâtres qui marquen des ulcérations. Rien aux parties génitales, ni dans la bouche. Pas d'engort gements ganglionnaires.

L'origine de cet ecthyma est obscure. L'état général paraît satisfaisant et dans les jours qui ont précédé l'éruption, la mère n'a remarqué aucun changement dans le caractère de l'enfant. Peut-être y a-t-il lieu de soupçonner une affection syphilitique chez le père, mais la mère ne peut donner à cet égard aucun renseignement certain. Elle-même ne présente rien de caractéristique, seulement elle laisse voir sur le derrière de la tête, de chaque côté au niveau de la région mastoïdienne, une éruption en voie de disparition, constitué par des éléments légèrement saillants, isolés les uns des autres et recouverts d'une desquamation furfuracée. Aucune trace de lésions sur le dos ni sur la poitrine. Un peu au-dessus du sillon interfessier existe une large surface ulcérée recouverte de croûtes et entourée d'une zone inflammatoire un peu dure. Ganglions volumineux daus l'aîne du côté gauche. Pas de ganglions à droite. La malade affirme n'avoir jamais eu de boutons aux parties. Actuellement elle est indemne de toute lésion de ce côté. Rien autour de l'anus.

En examinant le pénil on y trouve à droite, en dehors de l'implantation des poils, une éruption constituée par des cercles érythémateux incomplets. 1873. 6 avril. Il se développe çà et là sur le corps de la mère et particulièrement sur les seins de petites pustules à base indurée ressemblant à de l'ecthyma.

L'état de l'enfant s'améliore beaucoup. Le fond des ulcères commence à s'élever, leur étendue décroît visiblement, mais dans les intervalles qui les séparent, on voit se développer peut-être sous l'influence des moyens topiques employés, de petites vésicules pleines d'un contenu purulent est entourées d'une auréole inflammatoire.

Le 11. Les ulcères sont recouverts de bourgeons charnus.

Le 16. L'enfant quitte l'hôpital en bon état.

Les ulcérations ne sont pas encore guéries, mais elles sont à peu près entièrement comblées par le travail de réparation.

Si l'ecthyma chronique est une des affections cutanées que l'on rencontre le plus fréquemment chez les jeunes enfants, il constitue également une maladie très-commune chez les vieillards. Dans ce dernier cas, son origine est presque toujours cachectique, et c'est dans les nombreuses causes de débilitation auxquelles les vieillards sont sujets, qu'il faut chercher l'explication de sa fréquence, et de la gravité particulière qu'il présente. L'ecthyma *sénile* a pour caractère principal de siéger presque exclusivement aux membres inférieurs, à la partie la plus déclive des jambes, autour des malléoles, sur la crête des tibias. Les pustules qui le constituent sont généralement très-larges, aplaties, noirâtres ; leur contenu est un liquide séro-purulent auquel on trouve toujours mélangée une grande quantité de sang. Les croûtes sont épaisses, noires, profondément enfoncées dans la peau ; elles offrent une forme ovalaire, et leur grand axe est dirigé généralement dans le sens de la longueur de la jambe. La lésion élémentaire présente elle-même des caractères particuliers : ce n'est plus la pustule d'ecthyma avec ses attributs ordinaires, c'est une sorte d'inflammation bâtarde, diffuse, qui mérite à peine le nom de pustule, et qui se rapproche autant du rupia que de l'ecthyma. Les symptômes généraux qui accompagnent, dans certaines circonstances, le développement de ces lésions, présentent une gravité particulière et peuvent se terminer par la mort; mais ils ne diffèrent pas essentiellement de ceux que nous avons décrits au commencement de ce chapitre, comme symptômes ordinaires de l'ecthyma chronique. C'est chez les vieillards débilités, et dont la constitution est affaiblie soit par les progrès de l'âge, soit par l'influence des maladies chroniques, que l'on voit survenir le plus souvent cette forme d'ecthyma, dont l'apparition comporte généralement un pronostic funeste.

Les cachexies, quelle que soit leur origine, peuvent en amener le développement, et cela avec d'autant plus de facilité, que la nutrition des tissus est moins active chez les vieillards, et que le tégument externe offre moins de résistances aux irritations extérieures. La forme ulcéreuse et la marche lente, torpide qui caractérisent l'ecthyma sénile, trouvent leur explication dans les conditions générales qui résultent de l'âge et dont l'influence se fait sentir dans toutes les phlegmasies des vieillards : pneumonie, etc., etc. Ces phlegmasies présentent, on le sait, une évolution particulière ; elles sont lentes, torpides, insidieuses, et loin de susciter ces réactions franches qui caractérisent les inflammations véritablement aiguës, elles semblent épuiser l'organisme et le jeter dans une adynamie plus ou moins prononcée. D'autre part, elles coïncident habituellement avec ces états cachectiques dont les causes sont si nombreuses chez les vieillards, et dont l'évolution est si fatale à un grand nombre d'entre eux. Il paraîtra donc légitime de rapprocher l'ecthyma de ces différentes inflammations, puisqu'il présente la même marche, et puisqu'il reconnaît les *mêmes causes* que la plupart d'entre elles. Le développement de cette maladie constitue donc une présomption de cachexie chez les vieillards, et dans toutes les circonstances où on l'observe, il est l'indice d'une constitution plus ou moins détériorée. Dans les cas les plus graves, l'ecthyma revêt parfois une forme gangréneuse qui est toujours d'un pronostic très-funeste, et qui se termine habituellement par la mort. Cette forme, qui a été observée par quelques auteurs, est caractérisée par la production d'eschares qui succèdent à l'ouverture des pustules, et par des ulcérations profondes et à marche extensive, qui n'offrent aucune tendance à la guérison. On en trouvera un exemple dans l'observation que je vais rapporter, et dont j'ai pu recueillir les détails dans le service de mon excellent maître, M. le Dr Guibout. Dans ce fait, il s'agit d'un malade, vieillard cachectique et débilité, qui entra à l'hôpital Saint-Louis pour une affection cutanée, caractérisée par des pustules d'ecthyma et par des bulles de pemphigus. Ce vieillard succomba peu de jours après son entrée dans notre service, au milieu des symptômes de l'adynamie la plus prononcée.

Observation XV.

Ecthyma pemphigus, hémorrhagique, gangréneux.

(Hôpital Saint-Louis, service de M. le Dr E. Guibout).

Le nommé Dautzer, concierge, âgé de 74 ans, est entré le 10 juillet 1875, salle Saint-Charles, où il occupe le n° 45 ; c'est un homme d'une constitution robuste, presque athlétique, qui a joui durant toute sa vie d'une santé irréprochable, et dans sa profession actuelle il n'éprouve aucune privation, il n'a pas d'habitude alcoolique. On ne trouve dans les antécédents aucun fait qui soit de nature à expliquer les antécédents qui se déroulent aujourd'hui.

Il y a quelques jours, le malade aurait été exposé pendant un temps assez long à l'influence de l'humidité, voilà la seule influence étiologique que nous ayons pu retrouver. Il y a dix jours environ que l'affection actuelle a commencé. Le début a été marqué par l'apparition d'un bouton qui s'est montré à la partie inférieure de la jambe droite ; des éléments éruptifs semblables ont apparu successivement les jours suivants sur la jambe droite et presqu'en même temps sur la jambe gauche. Il y a trois ou quatre jours seulement une éruption semblable s'est formée à la moitié inférieure des avant-bras et sur la face dorsale des mains. Les parties malades ont été au début le siége d'une démangeaison et d'une sensation de brûlure très-atténuée aujourd'hui.

Etat actuel. — La figure est pâle, la teinte des téguments est jaunâtre, manifestement cachectique les signes de *sénilité* sont peu accusés, le cercle sénile peu développé, l'auscultation du cœur et du poumon ne révèle rien d'anormal, seulement, les bruits cardiaques sont comme étouffés, le pouls lent, mou, filiforme, difficile à saisir. Depuis quelque temps le malade éprouve une sensation de soif continuelle et assez vive, c'est la seule particularité que nous ayons notée du côté de l'état général. Sur la face dorsale des mains, et notamment sur la face dorsale du poignet droit existent un certain nombre de pustules qui rappellent la pustule d'ecthyma par le cercle érythémateux qui les entoure, mais qui sont déjà flétries et revenues sur elles-mêmes. Les membres inférieurs sont plus gravement atteints. Voici ce que l'on observe : sur la face antérieure des genoux et la moitié inférieure de la face postérieure des cuisses, sont disséminées un certain nombre de petites pustules qui présentent des caractères absolument semblables à celles que nous avons signalées sur la face dorsale des mains. Plus on approche de la partie inférieure des jambes et plus les lésions deviennent confluentes; ces lésions consistent principalement en plaques de couleur brune ou grisâtre de dimensions variables, les unes de la dimension d'une pièce de 2 francs, les autres grandes comme une pièce de 0,50 centimes, quelques-unes enfin présentant des dimensions intermédiaires entre les deux autres. Quelques-unes sont recouvertes d'une simple lamelle épidermique soulevée en phlyctènes par un liquide séro-sanguinolent de couleur noirâtre, les autres présentent la forme et l'aspect de pustules d'ecthyma avec les particularités suivantes. Les pustules sont entourées d'une base rouge noirâtre et présentent à leur partie centrale une large tache noire en forme d'ombilic; aux environs de la région malléolaire ces particularités sont encore plus accusées, l'ombilication centrale est plus large et présente une coloration noirâtre qui donne à la pustule une ressemblance très-grande avec celle de la variole hémorrhagique. Dans la même région, existent des bulles assez volumineuses de couleur noirâtre, formées par un liquide séro-sanguinolent qui s'est déjà échappé en partie et a laissé sur la peau des croûtes d'une coloration noire remarquable. En certains points ; il existe des ulcérations superficielles qui résultent de la rupture et de l'affaissement des phlyctènes. Toutes ces parties sont le siége d'un gonflement œdémateux qui s'accompagne de rougeur des téguments et de douleur à la pression, le gonflement disparaît complètement au-dessus du genou, il n'y a guère de douleurs spontanées; le malade se plaint seulement d'une sensation de brûlure et de démangeaisons au niveau des parties affectées.

L'examen des urines ne révèle aucune trace d'albumine, l'examen au point de vue de la présence du sucre n'a été fait qu'ultérieurement.

Le traitement local consiste en application de cataplasmes de fécule, le membre est placé sur un coussin élevé, à l'intérieur on donne du vin de Bordeaux et une portion avec extrait de quinquina. A la date du 14 juillet nous observons les phénomènes suivants : le gonflement et la rougeur des membres ont notablement diminué. La plupart des pustules sont affaissées et flétries, mais on les reconnaît encore à leur ombilication qui se présente sous l'aspect d'une large tache noire. A la place des bulles existent des ulcérations circulaires assez profondes dont le fond est recouvert d'un détritus gangréneux noirâtre. On ne voit aucune trace de poussée éruptive nouvelle. Le malade accuse lui-même un sentiment d'amélioration très-prononcé. Il n'y a rien à noter du côté de l'état général, sinon cette teinte jaune et cachectique des téguments, qui s'accuse chaque jour davantage.

15 juillet. Amélioration visible du côté des jambes, il y a encore quelques bulles qui sont distendues par une sérosité sanguinolente; les pustules dont nous avons suivi la disparition progressive se reconnaissent encore à leurs taches centrales, mais elles se sont affaissées et à leur place existent des ulcérations superficielles arrondies à fond noirâtre. Depuis le début de son affection le malade n'a eu aucune hémorrhagie. L'auscultation du cœur révèle à cette date les phénomènes suivants : les battements sont réguliers mais séparés par de longs intervalles, l'impulsion cardiaque est extrêmement faible. Les bruits n'ont pas leur netteté normale, ils sont mous et comme soufflés ; le pouls, trahit par sa mollesse, la faiblesse de l'impulsion cardiaque. Les artères ne présentent pas au toucher les signes d'une dégénérescence sénile très-avancée.

Le 16. L'état local ne présente guère de modifications. Sur la face dorsale des pieds, il s'est formé un certain nombre de bulles nouvelles, de couleur noire, semblable à celle de l'encre, remplies d'un liquide sanguinolent ; à la place des anciennes bulles, on voit des ulcérations de forme circulaire ou ovale comblées en partie par des eschares minces et noirâtres. On continue l'usage des cataplasmes de fécule ; les membres sont maintenus élevés sur des coussins. — Bordeaux, extrait de quinquina, 2 portions.

Le 18. Sur la face dorsale des mains existe une éruption nouvelle de bulles noires de petites dimensions, saillantes, très-semblables à des grains de cassis. Des bulles de même forme, mais un peu plus volumineuses existent également sur la face dorsale des pieds ; on retrouve à la face plantaire deux ou trois bulles assez considérables. Enfin on note à la face antérieure de la cuisse droite la présence de deux ou trois pustules d'ecthyma de petite dimension qui sont évidemment de formation tout à fait récente ; l'état général reste en apparence satisfaisant ; les eschares dont nous avons signalé l'existence au niveau des ulcérations des membres inférieurs, sont actuellement en train de se détacher sous l'influence des applications humides.

Le 20. Pas d'éruption nouvelle, toutes les bulbes se sont affaissées, l'élimination des eschares continue. Le facies du malade devient de plus en plus cachectique. Ses téguments offrent une coloration jaune-paille de plus en plus prononcée. Potion de Todd. avec 50 gr. d'eau-de-vie.

Les jours suivants on constate un changement notable dans l'état du malade. L'élimination des eschares continue, sur plusieurs points on peut voir le fond des ulcérations bourgeonnant et d'un rouge vif.

Le 26. L'état local s'améliore, l'œdème des jambes a disparu, la plupart des eschares s'étant détachées, on peut voir nettement la forme et la profondeur des ulcérations dont les unes, de forme circulaire, sont beaucoup plus profondes et répondent aux pustules d'ecthyma ; les autres superficielles recouvertes en partie de débris épidermiques représentent la trace des bulles. L'état général ne présente guère de changement. Cependant le malade montre, au dire des infirmiers, une grande voracité pour les aliments. En outre, il éprouve une soif continuelle et assez vive.

Le 30. L'examen des urines, réitéré à cette époque, décèle la présence d'une certaine proportion de glucose. Cette proportion n'a point été dosée. Pas d'albumine : l'urine est d'un rouge foncé légèrement sédimenteux.

Le 31. Il y a eu dans la journée d'hier, une légère épistaxis. On constate un changement notable dans l'état des parties malades. Cette jambe est œdémateuse et présente dans ses deux tiers inférieurs une coloration inflammatoire d'un rouge intense qui s'étend en arrière jusqu'à la limite du mollet, en dessinant une ligne courbe à convexité supérieure. La peau est légèrement tendue, douloureuse au toucher et à la face interne du genou existent quelques traînées d'un rouge pâle, légèrement douloureuse à la pression.

Les ganglions cruraux ne sont ni engorgés, ni sensibles ; du côté de la jambe droite rien de semblable, sinon un peu d'œdème de la face dorsale du pied et de la région malléolaire, il n'y a pas de traces d'éruption nouvelles. L'élimination des eschares continue. Face cachectique. Teinte jaune des téguments. Teinte ictérique des conjonctives. La langue est brune et très-sèche. Aucune autre complication thoracique jusqu'à présent.

Le 2 août. Affaiblissement de plus en plus marqué du malade. Pouls petit et filiforme. Impulsion cardiaque très-faible : léger bruit de souffle à la pointe. Le malade se plaint aujourd'hui de douleurs vives dans le bras droit. Soif continuelle. Anorexie. Langue sèche et noirâtre. Dents fuligineuses. L'examen des urines fait au moyen de divers réactifs, décèle toujours la présence d'une notable quantité de sucre. La jambe gauche est rouge tendue, douloureuse à la pression. Cependant ces phénomènes ne sont pas plus marqués depuis deux jours ; il n'y a pas de nouvelles manifestations hémorrhagiques.

Le 5 août. L'état cachectique est de plus en plus manifeste, les téguments présentent une teinte jaune-paille, l'affaiblissement est excessif, teinte ictérique des conjonctives. (Mort le 6 août à quatre heures du matin).

Autopsie. — Le cerveau et la moelle n'ont pas été examinés.

Organes thoraciques. — 1° *Poumons.* — Ils sont congestionnés dans une grande étendue, à part cela, intégrité complète de leur tissu ;

2° *Cœur.* — Très-volumineux, dilaté, revêtement graisseux extérieur très-épais. Le myocarde présente une teinte jaunâtre, la valvule mitrale a ses dimensions normales, mais il existe à son pourtour quelques noyaux durs, correspondant à des noyaux de calcification. Les valvules sygmoïdes de l'orifice aortique présentent des noyaux durs et calcaires au niveau de leur bord libre. On trouve des lésions analogues dans l'aorte thoracique, c'est-à-dire des plaques calcaires qui se détachent nettement sur le fond rouge sombre de la membrane interne, l'artère fémorale gauche présente des lésions toutes semblables, c'est-à-dire des plaques athéromateuses et calcifiées, échelonnées de distance en distance sur sa paroi intérieure.

Les différentes causes dont nous venons de signaler l'influence dans le développement de l'ecthyma chronique chez l'enfant et chez le vieillard, peuvent se rencontrer chez l'adulte, et imprimer à la maladie cutanée une signification tout à fait semblable à celle qu'elle présente lorsqu'elle survient à d'autres époques de la vie. En effet, dans toutes ces circonstances l'ecthyma doit être considéré comme l'expression d'une santé affaiblie, et sa présence implique par elle-même l'idée d'une détérioration plus ou moins profonde de l'économie. Le fait qui domine toute son histoire, et dont la trace se retrouve toujours, quel que soit l'âge auquel se développe cette maladie et quelles que soient les conditions dans lesquelles elle se développe, c'est l'affaiblissement de la nutrition, la cachexie ; envisagé à ce point de vue, l'ecthyma n'est plus une lésion purement locale; il devient une maladie de cause essentiellement générale. Ce n'est plus dans une simple irritation locale qu'il faut en chercher le point de départ, c'est au contraire dans un ensemble de conditions générales plus ou moins graves, plus ou moins considérables.

Envisagé à ce point de vue, l'ecthyma présente une grande analogie avec le pemphigus et avec le rupia, affections qui ont également pour caractère principal de survenir à l'occasion et comme conséquence des états cachectiques. Ces différentes maladies ne diffèrent entre elles que par les lésions anatomiques, mais elles se rapprochent complètement par leur signification étiologique et par leur valeur pronostique. Le rupia en particulier, présente avec l'ecthyma une ressemblance telle, que certains auteurs ont cru devoir en faire une seule et même affection. M. Devergie, se plaçant au point de vue des conditions étiologiques, a rangé ainsi l'ecthyma cachectique à côté du purpura, du pemphigus et du scorbut, toutes maladies qu'il a désignées sous la dénomination commune de maladies cachectiques. Les considérations par lesquelles il a cherché à justifier ce rapprochement, méritent d'être rapportées ici, car elles font bien ressortir l'analogie qui existe entre ces diverses affections. « Que nous sert, dit-il, de savoir que le rupia a pour élément une vésicule ou une bulle; que l'ecthyma cachectique est une affection pustuleuse à forme spéciale; que dans le scorbut, comme dans le purpura, on rencontre des taches qui sont produites par du sang sorti des points vasculaires, pour amener soit l'apparence érythémateuse ou l'apparence ecchymotique. Ce qui est important, c'est de connaître la cause de ces maladies; et, puisque cette cause est de même nature pour ces quatre maladies, puisqu'elles réclament la même thérapeutique à quelques nuances près, il faut pour les praticiens les grouper entre elles, afin d'en tracer les caractères et de pouvoir mieux nuancer les indications qu'elles réclament. » Ces considérations sont empreintes d'une grande justesse, car elles font ressortir nettement les caractères communs aux maladies, en apparence diverses, auxquelles elles s'appliquent. En effet ces maladies, ayant une étiologie commune, possèdent la même valeur séméiologique et les différences qui les séparent n'existent qu'au point de vue assez secondaire de la lésion anatomique. On les rencontre, du reste, assez souvent réunies sur le même individu, et principalement chez les vieillards qui offrent le terrain le plus favorable au développement des lésions cutanées dites cachectiques. Cette coïncidence justifie le rapprochement que nous avons essayé d'établir entre elles, pour mieux faire ressortir la signification qui s'attache à leur existence et en particulier à celle de l'ecthyma.

Mais le mot *cachexie*, qui semble résumer toutes les causes de l'ecthyma chronique, est cependant trop vague et trop général pour qu'il ne soit pas nécessaire d'en préciser le sens et la valeur. Les différents états qu'il sert à désigner et dont l'influence dans le développement de l'ecthyma est incontestable, ces états sont très-nombreux et peuvent tenir à des causes très-différentes. Il est des cachexies de plusieurs sortes, et chacune d'elles possède une marche particulière et une physionomie à part. Les unes sont consécutives à l'évolution de certaines maladies graves, à tendance septicémique et infectieuse, variole, fièvre typhoïde, scarlatine, fièvre puerpérale, etc., etc. ; les autres accompagnent l'évolution des maladies chroniques telles que la tuberculose, le diabète, le cancer, etc., etc. D'autres enfin résultent de l'existence de certains états constitutionnels où diathèses, herpétisme, scrofule, syphilis. Il faut ajouter à cette nomenclature certaines causes de débilitation qui aboutissent au même terme que les influences morbides précédentes, mais qui procèdent simplement de mauvaises conditions accidentelles, telles que la misère, les privations, les chagrins prolongés, les passions déprimantes. Or l'ecthyma peut se montrer comme conséquence de ces différents états, mais avec une valeur différente, suivant qu'il est l'expression d'un principe diathésique ou suivant qu'il est seulement une complication d'un état passager et accidentel. Dans ce dernier cas, il est simplement l'expression d'une constitution détériorée, affaiblie ; mais il ne revêt pas de caractères spéciaux comme ceux qui résultent, par exemple, de la scrofule ou de la syphilis. Au contraire, lorsqu'il se rattache à l'existence d'un principe diathésique, il présente une physionomie particulière qui permet d'en reconnaître facilement la nature. C'est ce que nous essayerons de faire ressortir dans les considérations suivantes.

Dans un grand nombre de circonstances, l'ecthyma chronique apparaît comme le résultat de causes accidentelles de nature débilitante. C'est principalement chez les individus affaiblis par l'influence prolongée de mauvaises conditions hygiéniques, que l'on voit survenir cette complication.

La misère, les privations de toutes sortes, l'usage d'une alimentation malsaine ou insuffisante, les excès de travail, les chagrins prolongés, voilà quelles sont les influences que l'on peut noter le plus souvent dans l'étiologie de l'ecthyma, voilà quelles sont ses causes les plus habituelles. Ces causes ne prêtent à aucune considération particulière, elles agissent simplement par la débilitation qu'elles amènent et par la cachexie qui en est la suite, lorsque leur action est suffisamment prolongée. Les observations que je vais rapporter ici sont des exemples d'ecthyma survenus dans de semblables conditions ; on peut y saisir la trace d'influences diverses, anémie, excès de travail, état général mauvais qui ont coïncidé avec l'apparition de l'affection cutanée.

Observation XVI.

Ecthyma rupiforme des membres inférieurs.

Le nommé B... Joseph, âgé de 45 ans, journalier, demeurant rue d'Aubervilliers, 84, est entré le 15 décembre 1875, pavillon Saint-Mathieu, service de M. le Dr Lallier.

Cet homme n'a jamais eu de maladie. Il n'a eu d'autre affection cutanée jusqu'à présent, qu'un érythème avec vésicules (?) survenu à la suite de foulures de raisin, et limité à la face interne de la partie inférieure de la jambe droite. Cette éruption qui a eu lieu en 1849, aurait duré plus d'un mois. A différentes époques le malade a eu des poussées furonculeuses disséminées dans le dos et sur les membres.

En 1874, il contracta une blennorrhagie qui fut suivie d'orchite, de cystite et d'hématurie, et fut obligé pour cette cause de garder le lit pendant près de deux mois. Journalier de son état, il a toujours servi les maçons, profession assez pénible. Il y a quinze jours, il se livrait encore à cette occupation, mais depuis une semaine il passe environ douze heures debout à empiler des sacs de colza sous une presse hydraulique. Il gagne environ 3 fr. 50 par jour et vit assez bien, n'ayant à suffire qu'à ses besoins et à ceux d'un enfant de 13 ans. Pas d'excès alcooliques, ni d'excès vénériens. Actuellement cet homme travaille dans une fabrique voisine de son domicile. Ajoutons que pendant tout l'été et tout le dernier automne, il était obligé de faire à pied, deux fois par jour, le trajet de la rue d'Aubervillers à la Glacière.

Ce malade a des varices très-développées surtout du côté droit ; varices superficielles et profondes. A la jambe et à la cuisse droites la veine saphène présente le volume du pouce. Il y a quinze jours environ, sans cause directe appréciable, apparurent sur la partie supérieure de la face antérieure de la cuisse gauche, deux taches rouges sur le centre desquelles se développa une pustule blanchâtre qui se rompit et fut remplacée par une croûte sous les bords de laquelle on voyait sourdre une certaine quantité *d'humeur*.

Le lendemain et le surlendemain, mêmes taches, mêmes pustules et mêmes croûtes se montrèrent dans d'autres points sur les membres inférieurs.

15 décembre. *Etat actuel.* Il existe sur la face antérieure de la cuisse

gauche, au niveau du tiers supérieur, deux croûtes de la largeur d'une pièce de cinquante centimes, de couleur noirâtre, épaisses, un peu enchatonnées, avec une très-légère auréole rose. Sur le genou et à la face postérieure de la cuisse on voit deux croûtes de même aspect que la précédente.

Sur le bord interne de la cuisse droite, croûte gris noirâtre, épaisse, large comme une pièce de deux francs, saillante, se crevassant par la pression et laissant échapper de la sérosité roussâtre.

Au-dessus de la rotule existe une tache d'un rouge vif, de la largeur d'une pièce de un franc, portant : 1° une pustule blanc mat, ombiliquée dans sa partie centrale, de couleur jaunâtre ; 2° une pustule affaissée, reconnaissable seulement à sa bordure, le centre étant croûteux.

Au niveau de la tubérosité interne du tibia, croûte épaisse, large comme une pièce de deux francs, à peine saillante, un peu enchatonnée, à contour violacé.

Sur la partie moyenne de la face externe du mollet, croûtelle noirâtre superficielle occupant le centre d'une plaque de dermite d'un rouge violacé ntense, plaque tendue, luisante, douloureuse à la pression et spontanément.

Sur la face antérieure, à la partie moyenne, plaque d'un rouge très-vif avec tache centrale phlycténoïde grisâtre contenant un liquide séro-purulent.

Depuis ce point jusqu'aux malléoles, gonflement œdémateux de toute la jambe. Les deux plaques du mollet et du tibia sont le siége de douleurs lancinantes et rongeantes dont l'intensité redouble quand le membre est dans une position déclive.

Observation XVII.

Ecthyma cachectique.

Le nommé D..., âgé de 56 ans, maçon, entre le 15 janvier 1867, salle Saint-Louis, n° 43, service de M. Lallier. C'est un homme d'une constitution moyenne, d'un tempérament lymphatique peu prononcé. Son père est mort à l'âge de 97 ans, sa mère est âgée de 78 ans. Pas d'antécédents scrofuleux dans son enfance. Il y a deux ans il eut un érysipèle phlegmoneux à la jambe gauche. Sa nourriture habituelle est bonne. Il n'a pas d'habitudes alcooliques, ni d'antécédents syphilitiques. Il a travaillé longtemps au chemin de fer de Boulogne comme terrassier, ses occupations l'exposaient alors constamment à l'humidité. Dans ces derniers temps il a eu à subir une misère assez grande et un travail pénible. La maladie actuelle a débuté il y a trois semaines. Elle a été signalée au début par une fièvre assez violente.

Etat actuel. — Sur la cuisse droite cicatrice desséchée de la largeur d'une pièce 50 centimes, recouverte de croûtes desséchées. Cette cicatrice repose sur une base indurée. En exerçant une pression un peu forte, on fait sortir du centre de la cicatrice un peu de pus, la pression est encore douloureuse. Cette cicatrice aurait débuté par une papule qui est bientôt passée à l'état de vésicule. Une vésico-papule existe encore sur la jambe du même côté, ainsi qu'une pustule recouverte de croûtes desséchées au niveau de la saillie du mollet. Sur la jambe gauche, à la face externe, existe également une plaque en voie de cicatrisation. Aucune trace d'éruption sur le tronc. A peu près au niveau de l'union des trois quarts supérieurs de l'avant-bras avec le quart inférieur, on voit 5 pustules à des états différents de développement. La plus supérieure est représentée par une saillie papuleuse surmontée à son centre d'une petite pustule. Une autre présente une vésicule de la grosseur d'une lentille, en partie affaissée, recouverte de croûtes brunâtres. A l'entour de ces pustules existe une auréole inflammatoire d'environ 1 centimètre d'étendue. Sur la face dorsale de l'avant-bras gauche existe une ulcération de la largeur d'une pièce de 50 centimes en voie de cicatrisation. Cette ulcération a commencé par les mêmes lésions anatomiques, que les pustules au début. Il n'y a pas de traces de parasites.

16 janvier. Une nouvelle pustule d'ecthyma à la cuisse droite.

Le 17. Les pustules se dessèchent, les ulcérations se cicatrisent. Il n'y a pas de pustules nouvelles, les pustules anciennes se dessèchent rapidement et se cicatrisent ainsi que l'ulcération du bras gauche.

Le 25. Depuis une huitaine de jours le malade se plaint d'avoir des selles fréquentes et sanguinolentes.

Le 28. La petite atteinte de dysentérie semble avoir diminué sous l'influence d'une décoction d'ipéca. (8 gr. par litre.)

Le malade conserve toujours une apparence cachectique. Les ulcérations qui ont succédé aux pustules d'ecthyma se sont néanmoins parfaitement cicatrisées.

3 février 1867. Le malade sort guéri. La place occupée antérieurement par les pustules n'est plus représentée que par des plaques rouges, parfaitement cicatrisées et revêtues d'une épiderme assez mince.

Observation XVIII.

Ecthyma. — Anémie.

La nommée M... (Elisa), âgée de 24 ans, passementière entre le 13 décembre 1871, salle Saint-Thomas, n° 1. Ses antécédents de famille sont les suivants. Le père est mort à la suite d'une amputation. La mère est morte phthisique. Elle a eu elle-même des gourmes, des ophthalmies dans son enfance. Réglée à 18 ans, elle a toujours eu depuis cette époque une menstruation régulière. Primipare à 23 ans, l'enfant est mort de convulsions à l'âge de six mois. On ne retrouve aucune trace d'accidents spécifiques. Les seules incommodités auxquelles soit sujette la malade sont de violents maux de tête. Elle est brune et fortement constituée.

Il y a huit jours environ, cette femme dont la santé était parfaitement bonne éprouva une émotion très-vive par suite de la mort de l'une de ses sœurs. C'est la seule particularité que l'on puisse noter, pour expliquer l'apparition des accidents actuels.

Ainsi, sans cause appréciable, s'est développée une éruption discrète d'ecthyma. On voit sur la cuisse gauche une pustule en voie de guérison. Celle qui est située au point le plus élevé suppure. Elle est formée par une induration faisant corps avec la peau, au centre de laquelle est un pertuis qui donne passage à des débris de bourbillons. Tout autour existe une zone inflammatoire très-vive, et à la surface on voit les restes de la pustule flétrie, sous forme d'un cercle noirâtre; c'est une pustule d'ecthyma typique. La plus grande pustule se voit à la face interne du genou vers la partie interne de la cuisse. On en voit une autre sur le côté gauche de l'abdomen. Çà et là des traces d'acné pustuleuse. La peau de cette malade est très-grosse et les bulbes pileux y font une saillie considérable.

Il existe en outre un peu d'inflammation du bord libre des paupières et des lèvres, produite sans doute par les derniers froids.

La malade est dans ce moment assez anémique, elle a de fréquentes migraines, des étourdissements et des palpitations dès qu'elle fait un peu d'exercice. Elle a peu d'appétit, la langue est un peu blanche. Pouls petit, long, léger, souffle systolique à la base du cœur.

Observation XIX.

Ecthyma rupiforme. — Etat général mauvais.

Deuv... (Guillaume), âgé de 35 ans, tourneur, entre le 18 décembre 1874, salle Saint-Mathieu, nº 57.

Ce malade a l'air un peu fatigué par rapport à son âge. L'aspect extérieur ne présente rien de particulier. Il a un frère scrofuleux. La mère est bien portante, le père est mort d'apoplexie. Voilà quels sont ses antécédents personnels. Il a eu des fièvres intermittentes à plusieurs reprises avec accès quotidiens, les fièvres avaient été gagnées à Paris. Il y a sept ans il a eu une chaudepisse. Marié depuis treize ans, a eu deux enfants bien portants, l'un à 9 ans, l'autre 3 ans. Sa femme est bien portante. Les travaux de sa profession l'obligent à tourner debout appuyé sur la jambe gauche.

L'affection actuelle a débuté par une pustule à la région trochantérienne gauche, il y a six semaines. Les autres lésions cutanées ont apparu ultérieurement. Ce malade n'a pas suivi de traitement spécifique.

Etat à l'entrée. — 1° Plaques de pityriasis versicolor en haut du thorax à droite, en avant et en arrière ; 2° pustules d'acné flétries à la face dorsale du tronc. Une pustule d'ecthyma plus large, plus enflammée au niveau du genou droit, mais les lésions qui ont déterminé l'entrée à l'hôpital sont exclusivement situées sur le membre inférieur gauche en quatre points principaux : 1° au milieu de la région trochantérienne gauche ; 2° sur la face antéro-externe de la cuisse ; 3° à la face externe du genou ; 4° sur la malléole interne.

Ces lésions présentent des caractères communs, ainsi elles sont formées de plaques circulaires revêtues de croûtes humides et entourées d'une auréole rouge vif inflammatoire assez étendue. Elles offrent aussi une sensibilité très-vive au toucher.

Les croûtes sont proéminentes, stratifiées. Elles manquent sur certains points où le derme est à vif. Leur dimension moyenne égale celle d'une pièce de 5 francs.

Elles sont entourées également d'un certain nombre de pustules revêtues aussi d'une base inflammatoire, mais en général flétries. Il n'y a guère de différence entre elles, qu'au point de vue de la coloration des croûtes qui est plus brune au niveau de celle du genou, tandis que les supérieures se rapprochent de la couleur des plaques eczémateuses.

Pas d'engorgements ganglionnaires appréciables nulle part. Aucune trace de lésions syphilitiques sur la verge ou sur les orifices muqueux.

Pas de lésions du cuir chevelu. Pas d'alopécie. Il y a un an, il avait eu mal à la gorge pendant une ou deux semaines et depuis quatre ou cinq ans il est sujet à des maux de tête. L'examen de la gorge ne dénote rien d'appréciable.

20 novembre. Les croûtes tombent et laissent voir des ulcérations qui se dessèchent les jours suivants.

Le 25. Points multiples de suppuration. Abcès sur plusieurs doigts.

Le 30. L'état général paraît amélioré.

5 décembre. Depuis l'entrée du malade, le membre inférieur droit a contracté des lésions semblables à celles qui existent du côté gauche. Ainsi, au niveau du jarret, on voit une croûte. Sur la face externe du mollet existe une sorte de cocarde tricolore dont la circonférence extérieure, assez mal limitée, présente une coloration jaune ecthymotique, tandis que la partie

moyenne constituée par une auréole rouge, large de 1 centimètre, est fermée uu peu au centre par une petite pustule lenticulaire. Au niveau de la mal léole interne gauche, l'ulcération qui a succédé à la croûte est en voie de guérison.

Le 11. La plaque d'ecthyma du mollet doit continuer à évoluer comme une ecchymose. Elle est en ce moment entourée d'une aréole rouge et jaune très-étendue.

Le 28. Le malade sort complètement guéri.

L'ecthyma chronique se montre encore très-fréquemment comme conséquence de l'alcoolisme. L'influence des habitudes alcooliques doit être mise au premier rang parmi les causes qui prédisposent au développement de l'ecthyma. Nous avons déjà fait pressentir son importance en étudiant les conditions qui peuvent favoriser l'apparition de l'ecthyma simple, aigu, et nous avons cherché à montrer qu'il lui revient une grande part dans le développement des complications cutanées des affections parasitaires chez certains sujets. Elle joue un rôle non moins incontestable dans l'étiologie de l'ecthyma chronique, avec cette différence qu'elle imprime ici à la maladie un caractère ulcéreux qui manque dans la forme aiguë, où la suppuration est le phénomène principal et où l'ulcération fait habituellement défaut. L'influence de l'alcoolisme sur le développement des complications cutanées, à forme ulcéreuse et suppurative, a été mentionnée du reste par un certain nombre d'auteurs. M. le Dr Lallier, médecin de l'hôpital Saint-Louis, qui étudie depuis plusieurs années cette question, nous a affirmé que dans bien des circonstances il avait observé des complications pustuleuses chez des alcooliques (communication orale). Notre excellent collégue, le Dr Al. Renault (1), dans son travail inaugural consacré à l'étude du même sujet, a fait également ressortir l'in-

(1) A. Renault. Essai sur l'influence de l'alcoolisme dans le développement de plusieurs groupes d'affections cutanées. (Thèse de Paris, 1874.)

fluence que l'abus des liqueurs alcooliques exerce sur le développement de certaines affections cutanées qui appartiennent au groupe des phlegmasies (acné, eczéma, affections printanières). Cette influence peut s'exprimer de différentes façons, tantôt en imprimant à la circulation cutanée une suractivité qui prédispose la membrane tégumentaire aux congestions et aux phlegmasies aiguës, tantôt en exerçant sur les tissus une action dystrophique qui diminue leur résistance et leur activité nutritive. C'est par ce dernier procédé que l'alcoolisme favorise le développement de l'ecthyma, et ce qui tend à le démontrer, c'est que l'ecthyma prend bien plutôt une forme chronique et ulcéreuse chez les alcooliques qu'une forme franchement aiguë. Ce fait trouve d'ailleurs son explication dans l'influence que l'alcool exerce sur la nutrition des tissus et dans les conditions toutes particulières que les alcooliques réalisent vis-à-vis des différentes inflammations qui peuvent les atteindre. Ces inflammations se produisent beaucoup plus facilement et offrent plus de gravité chez eux en raison même de cette disposition pathologique qui résulte de l'habitude morbide qu'ils ont contractée. Il en est ici de l'ecthyma et de toutes les autres affections ulcéreuses de la peau comme des traumatismes et des plaies qui présentent une gravité toute spéciale chez les alcooliques. Ces affections qui, dans d'autres circonstances, n'auraient aucun caractère sérieux, prennent ici une tendance ulcéreuse en rapport avec l'état général des sujets atteints.

« L'envahissement généralisé de la stéatose alcoolique, disait M. Béhier, est pour l'organisme qui en est arrivé là un état de misère véritable, une opportunité morbide considérable ; sous son influence, la nutrition de tous les tissus, de tous les organes, est directement ou indirectement intéressée » (1). Cette prédisposition pathologique, à laquelle les

(1) Béhier. Bulletins de l'Académie de médecine, 1871.

alcooliques sont voués, est très-favorable au développement de certaines lésions cutanées, et elle contribue à donner à ces lésions ce caractère de gravité qu'elles présentent et qu'elles n'auraient pas dans d'autres conditions. Il faut remarquer, du reste, qu'elle n'est pas seule à mettre en cause, et que très-souvent elle est aggravée par d'autres circonstances, telles que celles qui résultent de la misère, des privations, etc., etc. Ces deux ordres de causes se trouvent fréquemment associés et principalement chez les gens des classes pauvres, chez les ouvriers, qui font davantage abus de l'alcool et qui, d'autre part, vivent habituellement dans d'assez mauvaises conditions hygiéniques. Les observations que nous allons rapporter nous montreront cette influence des excès alcooliques unie à celle de conditions hygiéniques défavorables comme la cause véritable de l'ecthyma survenu chez les deux malades qui en font le sujet.

Observation XX.

Ecthyma des membres inférieurs. — Excès alcooliques.

P... Claude, âgé de 32 ans, tourneur, entre le 20 août 1867, salle Saint-Louis, nº 53, service de M. le Dr Lallier.

Ce malade, d'une constitution robuste, présente les attributs du tempérament lymphatique; son père et sa mère sont morts tous deux à l'âge de 63 ans.

Il n'a eu aucune manifestation scrofuleuse dans son enfance. Il est sujet à des furoncles assez fréquents, variole à l'âge de 8 ans. Pas de rhumatisme articulaire ni musculaire. Dans sa jeunesse ce malade a eu une maladie cutanée (?) qui a persisté jusqu'à l'âge de 12 ans. Durant son service militaire il a contracté une blennorrhagie, mais pas de chancre; sa nourriture habituelle est bonne. Il boit environ deux litres de vin par jour et se livre à des excès alcooliques. Habitation saine. Il accuse des excès alcooliques répétés dans ces derniers temps.

L'éruption actuelle a commencé il y a deux mois.

Actuellement on observe une éruption de pustules d'ecthyma qui occupent principalement les jambes. Cependant des macules noirâtres disséminés, indiquent que l'éruption a occupé toutes les régions de l'enveloppe cutanée. Aux jambes on observe des pustules à diverses périodes, les unes ont la grosseur d'une petite lentille, encore intactes, et sont entourées d'une auréole inflammatoire assez étendue. A côté, les pustules se sont ouvertes. On observe des croûtes noirâtres desséchées, avec auréole périphérique. Enfin, çà et là on voit des cicatrices encore colorées.

Pas de traces de lésions syphilitiques. Pas d'indices de gale. Il y a quelques démangeaisons, avec sensation de cuisson et de picotement. L'état général est bon. L'appétit conservé.

Le 25 août. Apparition de quelques nouvelles pustules à la face antérieure des jambes. Ces pustules sont touchées avec de la teinture d'iode. Eau de Sedlitz.

Le 31. Plus de pustules nouvelles, mais les anciennes sont encore le siége d'un suintement qui se concrète en croûtes grisâtres assez épaisses.

Le 10 septembre. Le malade sort exempt de toute éruption pustuleuse nouvelle. Les anciennes pustules sont cicatrisées. L'emplacement qu'elles occupaient est marqué par de petites macules foncées.

Observation XXI.

Ecthyma profond. — Habitudes alcooliques.

Le nommé V... Louis, charpentier, âgé de 20 ans, entre salle Saint-Louis, n° 33, service de M. Lallier.

Antécédents. — Le père est mort à 39 ans. La mère âgée de 60 ans, est bien portante actuellement. Cinq frères et sœurs tous bien portants.

Durant son enfance, aucune manifestation scrofuleuse. Il y a six mois, il a eu des maux de gorge. Notons des maux de tête assez fréquents. Il y a huit mois, chaudepisse qui a duré quatre mois, jamais de chancre.

Ce malade boit environ un litre par jour, mais il s'enivre à peu près une fois par mois. Tous les jours il boit deux ou trois petits verres d'eau-de-vie où d'absinthe. Son logement est sain; son alimentation habituelle est peut-être insuffisante.

Depuis environ deux mois, il éprouvait des démangeaisons assez violentes aux jambes. Il y a trois semaines environ, après deux jours d'excès de boisson, il vit apparaître une pustule à la partie externe de la jambe du côté droit. Cette pustule était blanche, de la grosseur d'un pois environ. Deux ou trois jours après, ce bouton a percé, en même temps apparition de sept à huit pustules semblables. Deux jours après, petits boutons semblables à la face interne du côté gauche.

Aujourd'hui sur les deux jambes on voit des pustules de la grosseur d'une lentille, environ, entourées d'une auréole rougeâtre. Du côté gauche on en observe quelques-unes situées à la partie supérieure et externe de la cuisse. On trouve sur le même point des ulcérations recouvertes de croûtes jaunâtres, peu adhérentes qui sont le siége d'un suintement purulent assez abondant.

Enfin, des deux côtés, aux jambes, existent des ulcérations à fond rouge, humides, entourées de croûtes brunâtres. Les ganglions inguinaux sont légèrement engorgés.

Le malade a employé pour tout traitement une pommade de composition inconnue.

Il porte au poignet gauche une petite ulcération excavée dont les bords sont couverts de croûtes sèches.

Le malade doit avoir reçu un morceau de bois en ce point et ce serait à la suite de ce coup que la petite plaie se serait formée.

Si toutes les causes qui sont susceptibles d'engendrer un état cachectique peuvent amener le développement de manifestations ulcéreuses du côté de la peau, il n'y a rien d'étonnant à ce que l'on voie de semblables manifestations dans le cours des maladies graves, telles que la fièvre typhoïde, la scarlatine, la fièvre puerpérale, la variole, toutes maladies essentiellement débilitantes, comme l'on sait, et qui laissent à leur suite des traces plus ou moins durables. L'ecthyma profond, ulcéreux, se montre, en effet, comme une des complications les plus fréquentes de ces maladies. C'est chez les sujets qui ont été fortement éprouvés, et chez ceux qui ont à subir une convalescence longue et difficile, qu'on l'observe le plus souvent. Son apparition ne doit pas être considérée comme un simple phénomène critique ; elle indique plutôt une tendance cachectique et suppurative, et une sorte d'effort purulent général en rapport avec la gravité de la maladie. Ainsi on l'observe dans les varioles graves qui s'accompagnent de phénomènes hémorrhagiques et suppuratifs très-marqués, et alors elle coïncide souvent avec d'autres complications du côté de la peau, phlegmons, abcès, anthrax, ou avec des lésions d'origine manifestement cachectique, purpura, pemphigus, rupia. Dans la fièvre typhoïde, la convalescence est signalée assez souvent par l'apparition de pustules d'ecthyma, qui prennent un caractère ulcéreux ou gangréneux, et qui peuvent devenir le point de départ de ces vastes eschares que l'on voit se développer au niveau du siége, chez les individus atteints de cette maladie. Cette complication s'observe encore dans d'autres maladies à tendance septicémique ou infectieuse, et alors elle revêt des caractères en rapport avec la gravité de ces maladies. « C'est ainsi, dit le professeur Hebra (1), que, dans la fièvre puerpérale, dans la période de suppuration de la variole, dans la pneumonie grave avec infiltration purulente étendue ou gangrène, et quand il survient de vastes abcès internes, on peut voir apparaître subitement des pustules sur diverses régions du corps et des membres, sans aucune éruption antérieure, sans papules, ni vésicules, ni même rougeur. Des élevures de l'épiderme surviennent *uno ictu*, contenant un liquide purulent sans aucune aréole rouge dénotant qu'un travail se produit autour d'elles, en général peu nombreuses, n'occasionnant aucune douleur, ne formant pas de croûtes, nullement distendues, mais seulement à moitié remplies d'un liquide qui n'a pas de tendance à se coaguler. Ces pustules persistent durant un certain temps, puis elles augmentent de volume et, sans qu'elles se dessèchent, leur contenu s'échappe et laisse voir au-dessous une surface plus ou moins hémorrhagique. On doit considérer ces pustules comme des métastases à la peau, comparables aux autres abcès métastatiques et infarctus purulents. La seule différence entre ces deux états, c'est qu'au lieu des organismes internes, c'est la peau qui est ici le siége du processus morbide. » L'existence de l'ecthyma comme complication des maladies précédemment citées est donc par elle-même un pronostic grave, et doit être considérée comme l'expression

(1) F. Hebra. Traité des maladies de la peau, trad. Doyon.

d'une profonde détérioration de l'économie. Ce qui tend, du reste, à accentuer encore sa signification, c'est qu'elle coïncide souvent avec la période ultime de la maladie; son apparition ne précède alors que de peu de temps la mort des sujets chez lesquels on l'observe.

Mais ce n'est pas seulement dans les maladies aiguës que l'on peut observer l'apparition de l'ecthyma; cette complication se montre également comme un phénomène assez commun dans les maladies chroniques qui ont pour résultat d'altérer profondément la constitution et d'affaiblir les ressorts de la vie, dans celles, par exemple, qui sont liées à l'évolution de la tuberculose et du cancer, dans le scorbut, dans l'albuminurie, dans le diabète, etc., etc. Toutes ces maladies favorisent le développement de l'ecthyma par la cachexie qu'elles préparent, et qui en est le terme fatal et obligé. La valeur que cette complication acquiert dans ces circonstances ne diffère pas essentiellement de celle qu'elle possède dans d'autres conditions, car son existence ne peut s'expliquer que par la détérioration subie par l'économie, par l'altération du sang, en un mot, par cet état de misère physiologique qui résulte de l'évolution des maladies chroniques. Les caractères que l'ecthyma revêt dans ces circonstances sont en tout semblables à ceux de l'ecthyma cachecticum. Les pustules, larges, flétries, semblables à des bulles, souvent remplies d'un contenu sanguinolent, siégent presque toujours aux membres inférieurs, et principalement à la partie la plus déclive des jambes. Dans le scorbut, elles sont entourées d'une auréole hémorrhagique, et les intervalles qui les séparent sont marqués par des suffusions ecchymotiques et par des taches de purpura. Dans le diabète, elles présentent quelquefois un caractère gangréneux très-remarquable, et peuvent être suivies de la formation d'eschares qui intéressent toute l'épaisseur du derme. Le développement de l'ecthyma est, du reste, singulièrement favorisé par certaines conditions locales, qui existent toujours durant la période cachectique des maladies chroniques, et particulièrement lorsque cette période s'accompagne de troubles circulatoires très-marqués. Ainsi, lorsqu'il existe de l'œdème et lorsque la peau est distendue par des épanchements séreux, ou bien lorsqu'il existe des dilatations variqueuses aux membres inférieurs, on voit des pustules naître à l'occasion de la plus légère irritation, et donner lieu à des ulcérations très-longues à guérir. Ces deux sortes de conditions se trouvent habituellement réunies, circonstance qui explique la fréquence, le caractère ulcéreux et la ténacité des lésions cutanées qui surviennent sous leur influence. Ainsi, chez une femme dont nous rapportons l'observation plus loin et qui était atteinte d'une affection cardiaque déjà ancienne, avec œdème, état variqueux des jambes, l'ecthyma présenta une forme ulcéreuse beaucoup plus marquée du côté gauche, où les conditions précédentes étaient manifestement plus accusées. Il faut ajouter que cette femme était cachectique et débilitée, et que ses urines contenaient une notable quantité d'albumine, circonstance de nature à favoriser la production des œdèmes.

Observation XXII.

Ecthyma profond des membres inférieurs. — Affection cardiaque.

B... Adélaïde, blanchisseuse, âgée de 47 ans, entre le 27 septembre 1875, salle Sainte-Marthe, lit n° 55.

Cette malade, bien portante jusqu'à l'âge de 15 ans, réglée à 14 ans, ayant eu quatre enfants, de son second mariage, eut à l'âge de 15 ans une attaque de rhumatisme articulaire qui dura 3 mois. Depuis son premier mariage elle fut sujette à des palpitations qui la gênaient parfois au point de vue de la marche. Ces palpitations augmentèrent beaucoup il y a deux ans, époque où elle fut obligée d'entrer à Lariboisière, dans le service de M. le Dr Guyot (juillet 1873). A cette époque elle avait déjà eu les jambes enflées, mais il est juste d'ajouter que ses jambes étaient variqueuses, surtout du côté gauche. Le ventre était gros. On lui administra du vin diurétique, des pilules, des bains d'amidon. A cette époque elle éprouva déjà les mêmes douleurs de reins qu'elle ressent aujourd'hui, c'est-à-dire des douleurs qui augmentaient par la station debout, et qui s'amendaient par le séjour au lit. Elle avait également des maux de tête et du gonflement des paupières. Elle sortit améliorée de l'hôpital, après un séjour d'environ deux mois, à partir de ce moment elle est toujours restée souffrante. L'œdème des jambes notamment a persisté, mais avec prédominance du côté gauche variqueux. Les deux enfants de cette femme sont entrés à l'hôpital successivement cette année. La fille il y a trois mois, a été traitée pour troubles menstruels avec battements de cœur : le garçon il y a six mois, pour des douleurs rhumatismales avec endopéricardite.

Au moment de son admission cette femme présente un œdème très-marqué des paupières. Par moments, elle a la sensation d'étincelles lumineuses et des troubles momentanés de la vue. Céphalalgie très-forte la semaine dernière, sifflements et bourdonnements d'oreille.

Pituite dans la journée. Pas d'envies de vomir, pas d'habitudes alcooliques. Palpitations cardiaques. Essoufflement marqué pendant la marche Insomnie nocturne, sans cauchemars.

Douleur lombaire pendant la station debout et l'occupation du repassage. La pression provoque directement cette douleur, surtout à droite de la colonne vertébrale. Urines plus abondantes qu'autrefois, épaisses, rouges. Pas de fièvre. La menstruation est arrêtée depuis 1871.

En 1870, le ventre commença à augmenter de volume. Traitée par M. Hardy à cette époque, elle prit à plusieurs reprises de la digitale,

Actuellement pas de signes d'ascite. Le volume du ventre paraît dû au relâchement des parois.

Œdème considérable, dur, douloureux, inflammatoire de la jambe gauche. Très-peu d'œdème à la jambe droite.

L'examen du cœur donne les résultats suivants. La percussion est légèrement douloureuse au creux épigastrique. La pointe bat en dehors du mamelon. A l'auscultation, bruit de galop à la pointe, avec intermittence et irrégularité dans les battements et maximum dans le cinquième espace intercostal. Pouls petit, filiforme, irrégulier, intermittent, jugulaires un peu gonflées, battements, foie douloureux et gros.

Urines. — Très-léger précipité par la chaleur et l'acide nitrique. Effervescence très-marquée par l'addition d'acide nitrique et coloration rouge notable. Quelques flocons se forment par le refroidissement. Il y a quinze jours environ, alors que les jambes étaient encore œdématiées et colorées par une teinte rouge congestive, la face interne de la jambe gauche devient le siége d'une éruption pustuleuse. Cette éruption, représentée par trois ou quatre pustules d'ecthyma profond, de dimensions assez considérables, est accusée actuellement par des ulcérations de forme circulaire, légèrement excavées, de la dimension moyenne d'une pièce de 50 centimes. Il y a quatre jours, une poussée nouvelle de pustules d'ecthyma se montra à la face interne de la jambe gauche. Les pustules, de petite dimension, sont constituées par un soulèvement purulent de couleur jaunâtre reposant sur une surface érythémateuse. Une autre pustule également de date récente se voit à la partie inférieure de la face externe de la jambe gauche. Notons que de ce côté existe un état variqueux très-prononcé, accusé par la dilatation des veinules superficielles et des gros troncs sous-cutanés qui rampent à la partie interne du genou.

Le 4 octobre. Nouvelle poussée de pustules semblables aux précédentes, mais formant deux groupes, l'un à la face interne de la jambe, l'autre à quelques travers de doigt au-dessous du genou, toujours du côté gauche. L'état général est assez satisfaisant. Il y a toujours de l'œdème des extrémités inférieures et de la bouffissure de la face. Notons qu'une éruption artificielle rouge et pointillée, due à des applications de farine de graine de lin, est venue se joindre à l'éruption pustuleuse. Les jours suivants, on peut constater la disparition progressive de l'ecthyma, sous l'influence du repos au lit et des applications émollientes. Les ulcérations engendrées par la rupture des pustules sont en voie de réparation, grâce à l'emploi de la pommade au minium et cinabre.

L'influence d'un état cachectique avancé prédomine dans le fait suivant où l'on voit l'ecthyma prendre une forme ulcéreuse et un aspect rupiforme.

Observation XXIII.

Cachexie tuberculeuse. — Ecthyma profond.

P... Jules, employé d'octroi, âgé de 49 ans, entre le 20 octobre 1875, salle Saint-Charles, n° 31, service de M. le Dr Guibout.

Ce malade présente tous les signes d'une tuberculisation pulmonaire déjà très avancée. A plusieurs reprises il a eu des hémoptysies, et actuellement la toux, l'amaigrissement, la fièvre avec redoublement vespéral, les sueurs nocturnes, la diarrhée qui est survenue depuis quelques jours, témoignent des progrès de la maladie. L'examen de la poitrine fait reconnaître l'existence d'une excavation au niveau du sommet du poumon gauche. Cet homme est pâle et manifestement cachectique. Les extrémités inférieures présentent un œdème assez considérable,

Dans les derniers jours d'octobre, on vit se développer sur la partie moyenne de la face interne de la jambe droite, un certain nombre de pustules d'ecthyma de petites dimensions, reposant sur une surface rouge congestive avec une base saillante et un sommet purulent. D'autres pustules se montrent ensuite en différents points : la plus large existe à la partie inférieure de la cuisse. Elle tient du furoncle par sa base large et saillante, par l'étendue du cercle érythémateux qui l'entoure et par la couleur noirâtre de sa partie la plus élevée qui présente un point noir en forme d'ombilic. Ces pustules prennent rapidement un caractère ulcéreux : l'une d'entre elles notamment offrent un caractère rupiforme et laisse une croûte large épaisse, noirâtre, au-dessous de laquelle existe une ulcération assez profonde. Le malade demande sa sortie dans les premiers jours de novembre, malgré la diarrhée abondante qui l'épuise et l'état cachectique où il est tombé.

Il serait, je crois, inutile de multiplier ces exemples qui tendent seulement à faire ressortir la coïncidence de l'ecthyma avec les états cachectiques liés à l'évolution des maladies chroniques. Cette coïncidence est, par sa fréquence même, un fait banal et ne saurait donner lieu à aucune considération particulière, car les deux sortes de conditions sur lesquelles elle s'appuie et qui résident, les unes dans l'état général, les autres dans certaines altérations locales, peuvent se rencontrer dans tous les états cachectiques, quels qu'ils soient, dans lesquels on observe l'apparition de l'ecthyma.

Cependant elle présente un intérêt spécial, lorsqu'elle se rencontre dans certains états où la cachexie n'est plus le seul fait dominant, et où il existe une tendance marquée au sphacèle et à l'ulcération des tissus. Cette dernière condition se trouve réalisée d'une manière tout à fait particulière dans le diabète. On sait combien les accidents du côté de la peau sont fréquents dans cette maladie, et quelle gravité ils peuvent acquérir. L'ecthyma fait partie du cortège de ces accidents au même titre que d'autres inflammations cutanées, phlegmons, anthrax, furoncles qui forment les complications les plus habituelles de cette maladie. Ce fait a été signalé par plusieurs observateurs, parmi lesquels nous citerons M. Marchal de Calvi (1) dont les belles recherches ont jeté une si vive lumière sur la physiologie pathologique du diabète. M. Marchal a rapporté dans son livre un certain nombre d'observations où l'existence de l'ecthyma est notée concuremment à celle d'autres lésions cutanées. Il cite notamment le fait d'un malade qui était à la fois rhumatisant et dartreux, en même temps amaurotique et paraplégique et chez lequel on vit survenir à plusieurs reprises des éruptions constituées par des pustules uniformes, sanguinolentes, contenant un liquide sanieux et purulent, laissant après elles des dépressions d un rouge foncé, véritables pustules d'ecthyma cachectique. Plusieurs examens successifs firent reconnaître dans les urines de ce malade la présence d'une notable quantité de sucre. La glycosurie, d'abord méconnue, avait très-probablement précédé ici l'apparition des accidents nerveux et cutanés. M. Marchal cite encore un fait emprunté à la pratique de Demarquay et où l'on voit notée l'existence d'une éruption pustuleuse, tout à fait semblable à de l'ecthyma cachectique, chez un sujet atteint de diabète. Nous rapporterons plus loin cette observation avec tous ses détails. Le caractère principal de ces éruptions ecthymoïdes symptomatiques du diabète réside dans leur marche lente, chronique, dans leurs allures torpides et dans le peu d'intensité de la réaction phlegmasique qui les accompagne. La tendance à l'ulcération qu'elles présentent à un haut degré est en rapport avec la nature de la maladie, du reste elle n'est point spéciale à ces éruptions car elle se retrouve tout aussi prononcée dans les autres complications cutanées du diabète,

(1) Marchal (de Calvi). Recherches sur la gangrène et sur les accidents diabétiques.

furoncles, anthrax où dans ses complications viscérales, phthisie diabétique, grangrène du poumon, etc., etc. Parfois l'ecthyma prend une forme gangréneuse très-remarquable, et alors l'apparition des pustules est suivie de la formation d'eschares, plus ou moins lentes à se détacher et au-dessous desquelles existent des ulcérations profondes. Ces ulcérations peuvent intéresser toute l'épaisseur du derme, dans certains cas même elles découvrent les parties; sous-jacentes et produisent finalement les mêmes désordres qu'un phlegmon diffus de peu d'étendue. M Hardy a rencontré denx fois, chez des sujets atteints de diabète cette variété rare et non décrite avant lui de l'ecthyma. L'apparition d'un ecthyma dans le cours du diabète est l'indice d'un état grave, d'une tendance cachectique et doit mettre en garde contre les autres accidents ulcéreux qui ne manquent guère de se produire à une certaine période de la maladie. Ces différentes complications phlegmons, anthrax présentent du reste la même signification que l'ecthyma, en ce sens qu'elles doivent être considérées, non pas seulement comme le résultat d'un état purement cachectique, mais encore comme le produit d'une dystrophie particulière qui existe dans le diabète et qui imprime aux lésions, nées sous l'influence de cette maladie une gravité qu'elles n'auraient pas dans d'autres conditions.

Observation XXIV.

Diabète. — Abcès gangréneux de la partie inférieure de la jambe. Ecthyma. — Mort.

Il est entré, le 3 juin 1863, à la maison municipale de santé dans le service de M. Demarquay, un homme âgé de 55 ans, géomètre dans les ponts et chaussées. D'après les renseignements donnés par sa femme, cet homme serait malade depuis six mois; il aurait toujours mené une vie sobre, il travaillait beaucoup et restait presque toute la journée debout, faisant souvent de longues courses à pied depuis le début de la maladie; il aurait eu à plusieurs reprises des troubles de la vue, et plusieurs fois il aurait perdu la mémoire et l'usage de la parole. Il y a cinq mois il éprouva dans les jambes, des douleurs qui furent suivies de l'apparition de tumeurs ; M. Morel-Lavallée ouvrit ces tumeurs et il en sortit du pus. Divers médecins consultés par le malade lui dirent qu'il était atteint du diabète et l'engagèrent à se rendre à Vichy. Cet homme a encore son père qui est âgé de 90 ans environ, et qui a toujours joui d'une bonne santé: il n'en est pas de même de sa mère qui était d'une constitution délicate et qui est morte il y a vingt ans à la suite d'une maladie longue pendant laquelle elle toussait et crachait beaucoup ; elle avait aussi considérablement maigri.

Au moment de l'entrée du malade, on constate à la partie interne de la jambe gauche au niveau de la malléole interne une tuméfaction considérable offrant une fluctuation évidente; l'épiderme est détaché à ce niveau et le derme présente une perforation laissant échapper quelques gouttes de pus mêlé de sang noir. Les deux membres inférieurs sont couverts de pustules d'ecthyma cachecticum.

La langue est rouge, sèche, la soif très-vive, l'appétit est presque nul, le pouls est plein, vibrant à 96; la face est fortement injectée; la peau chaude est aride, le malade est dans un état de prostration; il paraît fatigué dès qu'on lui adresse quelques questions, il ne jouit pas complètement de ses facultés intellectuelles et se croit malade depuis six ans, il ne peut du reste donner aucun renseignement sur sa maladie.

M. Demarquay fait sur la tuméfaction qui existe au niveau de la malléole interne, une incision cruciale qui donne issue à du pus épais et mêlé de sang.— Cataplasmes, limonade, décoction de quinquina, 250 gr. de vin de Bordeaux, deux degrés d'aliments.

Le soir, le malade a du délire, la soif est très-vive, il a déjà bu toute la tisane prescrite le matin.

Le 4 juin. Le malade a bu, hier, douze pots de tisane et a uriné en proportion, l'urine est claire, d'un jaune citron. Traitée par la liqueur cupro-potassique, elle brunit dès que l'on commence à chauffer un peu le tube, traitée par l'acide nitrique et la chaleur, elle ne donne aucun précipité. Le malade n'a voulu prendre qu'un peu de potage. Inappétence, soif très-vive ; pouls à 96. Même état que la veille.— Eau de Vichy, décoction de quinquina, cataplasmes sur l'abcès gangréneux de la jambe.

Le 5. Le malade est dans un état de subdélirium, la peau est très-chaude, très-sèche, ainsi que la langue qui est couverte d'un enduit noirâtre et fendillé, le pouls a 120 pulsations; des portions de tissu cellulaire gangrené sortent par l'ouverture de l'abcès. Inappétence complète; soif très-vive, urines très abondantes. Même prescription que la veille.

Mort dans la nuit du 5 au 6 juin.

L'autopsie n'a pu être faite ni l'analyse *quantitative* de l'urine.

La forme gangréneuse sous laquelle l'ecthyma se présente, dans certaines circonstances, mérite une mention spéciale en raison de sa rareté et des conditions particulières qui président à son apparition. L'ecthyma gangréneux a été décrit pour la première fois par M. le professeur Hardy qui en avait observé plusieurs exemples, et notamment chez deux malades atteints de diabète. M. Bazin en a cité également un exemple dans son traité des affections génériques de la peau. Les causes de cette maladie sont au dire de M. Hardy, les mêmes que celles de l'ecthyma simple aigu, c'est-à-dire qu'elles résident le plus habituellement dans des irritations extérieures, accidentelles ou parasitaires. Mais l'explication de la complication gangréneuse doit être cherchée dans les conditions générales de l'individu atteint, dans la misère, dans les excès de travail, etc., etc. en un mot dans toutes les causes qui peuvent amener la détérioration de l'économie et l'affaiblissement de la constitution. L'ecthyma gangréneux se montre encore dans le cours de certaines maladies en coïncidence avec d'autres symptômes qui annoncent un état général grave. Ainsi dans l'observation que nous allons rapporter, on voit cette complication survenir parallèlement à du purpura et à de l'ictère, chez un malade qui mourut au milieu des symptômes de l'adynamie la plus prononcée. Lorsque l'ecthyma doit se terminer par gangrène, on voit la base de la pustule se transformer en une eschare grisâtre ou noirâtre, tantôt sèche, le plus souvent humide et comme imprégnée de sanie sanguinolente. Cette eschare laisse en se détachant, une perte de substance qui peut entamer profondément le derme et même le détruire dans toute son épaisseur (1).

(1) Bazin. Leçons sur les affections génériques de la peau, vol. II.

Observation XXV.

Ecthyma gangréneux. — Ictère purpura hémorrhagique.

Le nommé P... Guillaume, âgé de 25 ans, cocher, entre le 16 octobre 1868, dans le service de M. Lallier, salle Saint-Louis, n° 45.

Les antécédents de ce malade, sont les suivants: son père est mort aliéné, sa mère est aveugle. Il a un frère atteint de psoriasis. Au mois de juin dernier il reçut un coup de pied de cheval à la jambe gauche et eut par suite une plaie qui resta un mois environ à se guérir.

Neuf jours environ avant son entrée il se fit une piqûre avec une brosse de chiendent qui lui servait à étriller les chevaux. Cette piqûre siégeait au médius de la main droite. Dix jours après environ il eut une ulcération au bras droit. Cet accident fut attribué par son médecin à la syphilis. A ce moment le corps se couvrit d'une éruption vésiculeuse prurigineuse accompagnée de suintement. Le malade n'eut pas de fièvre et continua à travailler en portant le bras en écharpe.

Les seuls antécédents vénériens que l'on puisse retrouver se rapportent à quelques chaudepisses et à des chancres volants. A la campagne on lui aurait fait prendre des pilules et de l'iodure de potassium.

Lors de son entrée on constate qu'il est atteint d'eczéma aigu. Cet eczéma est généralisé, mais tandis que l'éruption revêt une forme discrète sur les membres et sur le tronc, à la face, surtout au cuir chevelu d'une part, d'autre part dans les plis génito-cruraux, sur les bourses et sur la verge, l'éruption est très-confluente. En ce point existent de larges surfaces suintantes recouvertes de croûtes jaunâtres, humides ; mais sur d'autres points existent des ulcérations plus profondes qui semblent intéresser toute l'épaisseur de la peau. On ne constate pas de fièvre, c'est à peine si le pouls est accéléré.

Le 17 octobre. On remarque aujourd'hui sur la face dorsale de la verge des ulcérations qui indiquent une tendance très-marquée vers le sphacèle. Le lendemain et les jours suivants les lésions ne cessent de faire des progrès.

La tendance au sphacèle, qui avait paru d'abord limitée à la région des bourses s'est étendue à la face interne des cuisses et remonte sur l'hypogastre à 4 ou 5 travers de doigt au-dessus de la symphyse pubienne. L'éruption a changé totalement d'aspect; cependant, au cuir chevelu elle rappelle encore assez bien la forme eczémateuse primitive. Il y a encore là du suintement et une desquamation furfuracée qui appartient à la période pityriasique de l'eczéma. Mais sur tout le reste de la surface cutanée l'éruption a pris un tout autre caractère. Au niveau des points primitivement envahis existent de larges plaques ulcérées par un travail de destruction qui paraît n'intéresser que les parties superficielles de la peau. De plus on constate sur le tronc et sur les membres, notamment sur les membres supérieurs, l'apparition de grosses pustules à forme d'ecthyma. Les pustules ne tardent pas à s'affaisser, elles se remplissent d'un liquide rougeâtre et finissent par laisser des ulcérations plus ou moins profondes, dont la surface est gangréneuse, les bords infiltrés, et qui sont entourées d'une sorte d'auréole purpurique. Par places on trouve même de véritables phlyctènes pleines d'un liquide violâtre. Un certain nombre d'ulcérations restent isolées, mais sur d'autres points elles sont réunies et forment ainsi de larges plaques ulcérées. La tendance à la gangrène et au purpura s'accuse, d'ailleurs avec une grande rapidité.

Le 23. Aujourd'hui on trouve une large plaque rouge à la partie antérieure de la poitrine. Cette plaque répond assez bien par sa disposition, au trajet des lymphatiques de la région.

Le 25. On constate que toute la peau de la face interne du bras droit est sphacélée jusqu'au coude. Le purpura s'étend de plus en plus. Outre les infiltrations sanguines qui se montrent aux points ulcérés, on constate à la partie supérieure du thorax des sortes de traînées rougeâtres ne s'effaçant point par la pression.

Depuis trois jours le malade a été pris d'épistaxis abondantes qui résistent à l'administration du perchlorure de fer à l'intérieur.

Le malade se plaint de surdité. Il paraît s'être fait un écoulement de sang par l'oreille droite, si l'on en juge par les taches de sang qu'on y constate.

Examinées le 24 octobre, les urines sont claires, limpides. Elles ne renferment point d'albumine. Le malade est constipé. Les selles ne présentent rien de spécial. L'état général est très-profondément modifié. L'appétit a presque entièrement disparu. Le malade est tourmenté par une soif vive. Les lèvres sont sèches, fuligineuses. La langue, très-rouge durant les premiers jours, a repris aujourd'hui un peu d'humidité. Pas de sommeil la nuit. Le malade ne se trouve bien qu'aux bains, on lui en fait prendre deux par jour. Les plaques sphacélées sont pansées avec de la poudre de quinquina, puis avec des compresses imbibées d'alcool camphré.

Le 26. Au matin, on constate l'apparition d'un nouveau symptôme, à savoir d'une teinte ictérique de la peau très-prononcée sur les conjonctives et à la face interne des cuisses. Dans la journée du 26, les épistaxis continuent en grande abondance. La faiblesse du malade augmente. Toutefois il prend du vin avec assez de plaisir. Pas de sang dans les selles. Un peu de sommeil pendant la nuit.

Le 28. Au matin, l'état du malade n'a pas changé. La plaque gangréneuse du bras droit fait toujours des progrès; à ce niveau on trouve quelques phlyctènes. La teinte ictérique est plus prononcée que la veille, on ne peut avoir d'urines.

Dans la journée, le malade a de nouvelles épistaxis. Suintement sanguinolent par la conjonctive du côté gauche.

Le malade meurt à dix heures du soir sans présenter aucun phénomène nouveau, ni de troubles intellectuels.

L'autopsie est faite le 29 octobre au matin. Le foie est normal. Les poumons présentent un certain degré de congestion. Il n'y a pas d'hémorrhagies intestinales. On voit quelques suffusions sanguines sous la forme d'un piqueté rougeâtre à la face interne du péricarde et au-dessous de l'endocarde du ventricule gauche.

On constate que dans les points sphacélés, le sphacèle est borné aux couches superficielles de la peau. Les gaînes musculaires et toutes les parties sous-jacentes à l'enveloppe cutanée sont restées saines.

L'ecthyma gangréneux se montre quelquefois généralisé, et, dans ce cas, il peut produire les plus graves désordres par l'étendue et le nombre des ulcérations qu'il laisse après lui. M. Bazin cite à ce sujet un fait remarquable d'ecthyma gangréneux généralisé qu'il observa chez un malade, homme âgé d'une quarantaine d'années environ. Lorsqu'il vit ce malade, l'effection datait de trois semaines environ et dans ce court espace de temps s'étaient déjà produits les plus grands ravages. Presque toutes les parties du corps étaient couvertes de plaies irrégulières, anfractueuses, qui exhalaient une odeur d'une extrême fétidité. Une de ces ulcérations occupait presque toute la surface de la jambe droite, du cou-de-pied jusqu'au voisinage du genou, sans aucun intervalle de peau saine si ce n'est à la partie postérieure du membre. Une autre avait profondément labouré toute la région antérieure du thorax, et déterminé sur ce point de vastes décollements de la peau, avec dénudation des muscles et formation de clapiers vers les parties déclives. Des altérations analogues plus ou moins profondes et étendues, se voyaient aux cuisses, sur le dos, entremêlées çà et là de pustules d'ecthyma en voie de développement. Cette éruption avait été précédée de malaise général avec courbature et fièvre (1). L'observation est muette, il est vrai, sur les circonstances étiologiques qui avaient présidé au développement de la maladie. Nous l'avons relatée seulement pour montrer quelle peut être la gravité de cette forme d'ecthyma dont les causes ne diffèrent pas d'ailleurs essentiellement de celles de l'ecthyma cachectique, et qui ne saurait en conséquence donner lieu à aucune considération particulière. Les indications thérapeutiques qu'elle comporte ne diffèrent pas non plus de celles que l'on trouve dans toute autre variété d'ecthyma ulcéreux. Le traitement doit s'appliquer surtout à relever l'état général et, pour cela, les aliments réparateurs, les vins généreux, l'habitation dan un air pur et renouvelé, les toniques sous toutes les formes doivent être mis en première ligne. Quant aux lésions cutanées elles indiquent surtout l'emploi de pansements antiseptiques dans la période de formation et d'élimination des eschares, et plus tard de pansements excitants destinés à favoriser la réparation des ulcères et le travail de cicatrisation.

Nous ne pouvons terminer cette étude sur la valeur séméiologique de l'ecthyma, sans faire mention des cas où l'on a vu cette affection coïncider avec d'autres maladies et alterner avec elles, à la manière d'un phénomène critique. Une coïncidence de cette nature a été observée par Biett qui dit avoir vu un ecthyma alterner avec des accès d'asthme convulsif très-grave chez un de ses malades, homme jeune encore, blond, à peau blanche et molle, qui vivait d'une manière sobre et modérée et qui menait d'ailleurs une exis tence tout à fait sédentaire. L'éruption précédée de malaise

(1) Bazin. Ouvrage cité, p. 271.

général, de frissons, d'anxiétés précordiales, se manifestait avec une telle intensité, qu'on aurait pu la confondre avec la variole, tant les pustules étaient nombreuses et rapprochées. Après une durée de huit à neuf jours, elles se desséchaient, la respiration devenait bientôt plus gênée, et un accès d'asthme des plus intenses se manifestait. Il ne commençait à décroître que lorsqu'un mouvement excentrique ramenait sur la peau une nouvelle éruption pustuleuse. Ces alternatives eurent lieu plusieurs années durant, elles étaient plus fréquentes en hiver (1). Biett semble considérer ce fait comme un exemple d'ecthyma critique. Cette interprétation est fondée, eu égard à l'alternance remarquable qui existait entre les accès d'asthme et l'apparition de l'affection cutanée. Mais nous n'avons pas d'autres faits à citer en regard de celui-là. Nous devons ajouter encore que l'on a vu l'ecthyma survenir dans le cours de certaines affections du système nerveux. Les faits intéressants où cette coïncidence a été notée, ont été rapportés par MM. Charcot, Couyba, Fischer de Boston. Le fait de M. Charcot est relatif à une femme de son service, chez laquelle on avait observé tous les symptômes de l'ataxie locomotrice progressive la mieux caractérisée, lors de son séjour à la Salpêtrière où elle avait été admise pour cécité (atrophie scléreuse des nerfs optiques). Chez cette femme, la maladie avait marché d'une manière très-rapide, car les premiers accès de douleurs fulgurantes dataient du mois de mars 1865, et déjà en juillet 1866, l'incoordination était assez prononcée pour rendre la marche difficile. Un de ces accès qui eut lieu au mois de juin 1867, présenta une intensité tout à fait exceptionnelle. Les douleurs qui étaient vraiment atroces, parurent fixées, durant plusieurs jours, sur le trajet des rameaux cutanés des nerfs petit sciatique et releveur de l'anus du

(1) Biett. Art. Ecthyma, du Dict. en 30 volumes.

côté droit. Pendant ce temps, les parties correspondantes se couvrirent de très-nombreuses pustules analogues à de l'ecthyma, dont quelques-unes donnèrent lieu à des ulcérations profondes (1). Dans le fait de Couyba (2), c'est à la suite d'un traumatisme qui avait enflammé la queue de cheval, que l'on vit apparaître sur les membres inférieurs une éruption cutanée, caractérisée par deux sortes de lésions. Les unes étaient constituées par des phlyctènes, véritables bulles de pemphigus, entourées d'une auréole enflammée et remplies d'une sérosité trouble légèrement purulente. Quelques-unes de ces bulles disparurent sans laisser d'autres traces qu'une simple pellicule épidermique; d'autres furent suivies, au contraire, de cicatrices indélébiles. Les autres lésions présentaient un caractère tout différent, elles étaient constituées par des véritables pustules remplies, dans le début, par un liquide clair et limpide qui ne tarda pas à se troubler et à prendre une coloration noirâtre, et qui donna lieu ensuite à des croûtes noires et épaisses au-dessous desquelles le derme, mis à nu, présenfait une surface noire et ichoreuse : En un mot, c'était de l'ecthyma profond, ulcéreux. Fischer de Boston a vu également des pustules se développer sur les doigts et sur les orteils à la suite d'irritations traumatiques des nerfs périphériques. Il nous a paru intéressant de rapporter ces faits qui peuvent jeter un certain jour sur la pathogénie de l'ecthyma et dont l'interprétation devient du reste très-facile, étant données les notions que nous possédons actuellement au sujet des connexions qui unissent certains groupes d'affections cutanées aux maladies du système nerveux.

(1) Charcot. Leçons sur les maladies du système nerveux.
(2) Couyba. Thèse de Paris, 1871.

CHAPITRE III

DE LA VALEUR SÉMÉIOLOGIQUE DE L'ECTHYMA DANS SES RAPPORTS AVEC LA SYPHILIS.

La syphilis, qui peut emprunter dans ses manifestations, toutes les formes des éruptions cutanées, se traduit souvent vers la peau par des éruptions pustuleuses, dont l'ecthyma constitue une des formes les plus habituelles. L'importance que l'ecthyma possède, en tant que symptôme de la syphilis n'est pas justifiée seulement par la fréquence de cette syphilide, elle l'est surtout par la signification qui s'attache généralement à son apparition, par les indications pronostiques et thérapeutiques qu'ells comporte. Ainsi les différents syphiliographes ont-ils accordé une large part à cette variété de syphilide dans leurs descriptions. L'ecthyma peut se montrer à toutes les périodes de l'évolution syphilitique, mais c'est généralement un accident tardif et qui est loin d'être aussi précoce que certaines autres variétés de syphilides. Il affecte des formes très-différentes suivant la période à laquelle il se montre et surtout suivant les conditions générales qui dominent la maladie. Ces diverses formes peuvent se réduire à deux principales, qui correspondent aux deux variétés admises par les auteurs sous les noms d'ecthyma *superficiel* et d'ecthyma *profond*, et qui n'ont d'ailleurs ni la même marche, ni la même durée, ni la même importance séméiologique.

L'ecthyma superficiel se reconnaît aux caractères suivants. Au début, il est constitué par des pustules exactement arrondies, légèrement coniques, distendues par un liquide épais, jaunâtre, entourées d'une auréole cuivrée, mais sans induration à leur base. Ces pustules, peu résistantes, s'ouvrent de bonne heure et sont remplacées par une croûte brune, arrondie comme elles, également épaisse dans tous les points, peu adhérente et relevée sur les bords, au-dessous de laquelle existe une ulcération très-superficielle. Dans cette forme d'ecthyma, les pustules sont ordinairement plus discrètes; mais, dans certains cas, elles se développent comme par groupes, et il en résulte une croûte plus étendue, plus épaisse, qui ressemblerait assez bien à celle de la syphilide pustulo-crustacée, si son caractère d'isolement, de régularité, d'épaisseur, n'établissait entre elles de différences assez marquées. En effet, dans des cas, assez rares d'ailleurs, les croûtes bien arrondies, d'une étendue qui égale celle d'une pièce de 1 franc, sont brunâtres, saillantes, relevées aux bords, légèrement déprimées au centre. Elles semblent peu adhérentes à la peau et, contrairement à ce que fait supposer l'aspect des croûtes de l'ecthyma profond, on comprend en les voyant qu'elles ne cachent pas une forte ulcération. On dirait que la lésion s'est portée au dehors, et qu'elle s'est usée plutôt à fournir une croûte épaisse qu'à pénétrer les tissus. Et, en effet, même dans ces cas, la cicatrice est toujours superficielle (1).

L'ecthyma *profond* diffère à bien des égards de la variété précédente. Ce qui le caractérise principalement, c'est la tendance à l'ulcération, qu'il présente toujours à un degré plus ou moins prononcé. Cette forme d'ecthyma débute par des pustules larges, de forme ovalaire, dont le premier degré est une tache violacée au centre, par la production d'un liquide épais qui semble être un mélange de pus et de sang. La pustule est entourée d'une auréole livide, circonscrite elle-même par une bordure de coloration cuivrée. A l'endroit

(1) Cazenave. Traité de syphilides.

où finit la distension de l'épiderme, existe un gonflement qui donne à la pustule une forme aplatie ; celle-ci ne tarde pas à se déchirer, et le liquide qu'elle contient s'épanche en partie. Cette portion, à laquelle se surajoute une certaine quantité de liquide sanguinolent, se coagule et forme une croûte noire, qui augmente les premiers jours et qui finit par se sécher de plus en plus, de manière à figurer une eschare. Cette croûte, qui a exactement la forme de la pustule à laquelle elle a succédé, est plus saillante au centre, où elle est quelquefois comme bombée ; elle va en s'amoindrissant vers la circonférence, qui semble se perdre sous un rebord formé par la peau environnante. Si l'on fait tomber de bonne heure cette croûte, on découvre une véritable ulcération à fond rougeâtre et hérissé de petites granulations à bords découpés, taillés à pic, et entourée souvent sur ses bords par une ligne blanchâtre formée par l'épiderme soulevé de la circonférence de l'ulcère. Quand, au contraire, on examine ce qui se passe sous l'influence d'une amélioration progressive, on voit la croûte se dessécher de plus en plus, s'affaisser au centre, et se contracter pour ainsi dire sur elle-même, en tiraillant la peau tout autour d'elle. La bordure épidermique blanche se détache bientôt en lamelles farineuses, et laisse voir la circonférence de la croûte pénétrant dans l'épaisseur de la peau. Peu à peu, cette croûte se brise aux bords, puis dans une étendue plus grande, et enfin elle laisse à nu une empreinte cicatricielle, arrondie, plus ou moins déprimée, qui conserve longtemps la teinte caractéristique (1).

On voit qu'il existe, sous le rapport anatomique, de grandes différences entre les deux formes d'ecthyma syphilitique. Ce qui les distingue principalement, sous ce point de vue, c'est la tendance à l'ulcération, qui est si prononcée

(1) Cazenave. Ouvrage cité.

dans la forme profonde et qui fait défaut, ou qui n'existe qu'à un degré très-faible dans l'ecthyma superficiel. Or, ce caractère de l'ulcération possède par lui-même une grande importance séméiologique, comme nous aurons occasion de le montrer dans des considérations ultérieures; mais il existe encore d'autres différences, qui résident dans les caractères cliniques, dans le siége, dans l'étendue, dans la marche des lésions cutanées, dans leur mode de développement et dans leur époque d'apparition. Ces caractères ont également une importance très-grande, au point de vue séméiotique. Ainsi, l'ecthyma superficiel offre de la tendance à la généralisation : son apparition se fait presque toujours sur un grand nombre de points à la fois, sur la face, sur le cuir chevelu, sur le tronc, sur les membres supérieurs. Lorsque cette éruption généralisée est très-confluente, elle s'accompagne de prodromes et de symptômes généraux qui achèvent de compléter la ressemblance, parfois très-grande, qu'elle présente avec la variole. Ainsi, il y a de la courbature, de la lassitude, de l'anorexie, plus tard, un mouvement fébrile assez prononcé, tous phénomènes que l'on retrouve durant l'évolution des fièvres éruptives et qui, joints à l'aspect varioliforme de l'éruption, peuvent réellement donner le change et provoquer une erreur de diagnostic. Le siége de l'éruption, dans l'ecthyma superficiel, offre quelque chose de spécial : c'est surtout à la face, sur le cuir chevelu, sur les parties supérieures du tronc, que l'on voit apparaître les pustules : on les observe également sur les membres inférieurs ; mais là elles changent de caractère, elles deviennent plus larges, moins nettement circonscrites ; l'auréole qui les entoure est plus étendue ; la croûte est plus noire, plus adhérente, plus épaisse, et au-dessous d'elle on trouve presque toujours une légère ulcération, qui laisse une cicatrice peu marquée, ou bien seulement une maculature persistante. Les phénomènes locaux qui accompagnent le développement de ces pustules sont nuls ou insignifiants : cela tient au peu de réaction phlegmasique qu'elles provoquent et à l'indolence qui est le fait habituel de presque toutes les manifestations cutanées de la syphilis ; à peine observe-t-on une sensation de chaleur, de cuisson, au niveau des pustules. En tous cas, ce phénomène est beaucoup moins prononcé que dans l'ecthyma simple, aigu, non spécifique. Le prurit fait également défaut dans cette affection. Du reste, ce symptôme est une rareté très-exceptionnelle dans les dermatoses d'origine syphilitique. La durée de l'ecthyma superficiel est variable : dans les cas ordinaires, elle ne dépasse guère deux à trois mois ; dans d'autres cas, elle est beaucoup plus longue : la maladie semble se perpétuer par des poussées successives, qui se remplacent sans cesse et qui semblent ajourner indéfiniment la guérison. Cette dernière circonstance est généralement d'un pronostic grave, car elle indique une tendance suppurative et pyogénique, qui manque rarement de se révéler plus tard par d'autres lésions plus profondes.

Cette syphilide est très-sujette aux récidives, il est rare qu'après une éruption on n'en voit pas survenir d'autres à intervalles plus ou moins éloignés; sa durée habituellement longue ainsi que sa tendance à la généralisation et son indolence ne permettent pas d'ailleurs de la confondre avec d'autres variétés d'ecthyma, qui présentent avec elle certaines analogies. Nous insisterons néanmoins sur cette question du diagnostic différentiel de l'ecthyma superficiel, parceque, dans certains cas, elle peut présenter des difficultés réelles et devenir une source d'embarras pour le praticien. La variole et la varioloïde sont les deux affections qui, au début, se rapprochent le plus de la syphilide pustuleuse phlysaciée. L'erreur est possible si l'on tient compte des phénomènes généraux qui existent souvent dans la période d'éruption de cette syphilide et du mode d'apparition de ses éléments éruptifs, mais elle ne saurait être de longue durée eu égard à l'évolution beaucoup plus longue de l'ecthyma syphilitique. Cette affection présente encore une grande ressemblance avec l'ecthyma simple, aigu, qui est comme elle susceptible de se généraliser et de s'accompagner de symptômes généraux assez prononcés. Mais l'ecthyma simple siége rarement à la face, jamais au cuir chevelu; de plus il est presque toujours le résultat de causes externes, de telle façon que le mode de groupement de ces éléments éruptifs et leur dissémination sont nécessairement en rapport avec l'action de ces causes. Quant à l'ecthyma d'origine parasitaire, et particulièrement celui qui accompagne la gale, il nous paraît facile de le distinguer de la syphilide pustuleuse phlysaciée. En effet le mode de groupement des pustules, leur siége préféré aux mains, aux coudes, sur les fesses, sur les jambes, leur coexistence avec d'autres lésions cutanées, le prurit qui les précède ou qui les accompagne, enfin la présence simultanée des indices caractéristiques de l'existence des parasites nous paraissent être des moyens suffisants pour reconnaître la véritable nature de la maladie, et pour écarter toute confusion. Le diagnostic ne deviendrait difficile que si l'éruption syphilitique se trouvait mélangée à une éruption de nature différente, à la gale, par exemple, car alors il faudrait faire le départ des deux affections cutanées et ne rapporter à chacune d'elles qne ce qui lui reviendrait réellement. Cette coïncidence est rare, mais faute d'en tenir compte, on s'exposerait dans bien des cas à de graves errements thérapeutiques. M. Bazin en a observé un exemple remarquable chez un malade à qui l'on avait fait suivre, pendant plusieurs mois, un traitement mercuriel pour guérir une affection pustuleuse réputée syphilitique, mais chez qui l'on avait méconnu la présence des indices caractéristiques de la gale. Lorsqu'un traitement parasiticide eut été institué, on vit disparaître une partie de l'éruption cutanée; mais une autre partie persista et ne céda qu'au bout d'un temps assez long, par l'effet d'une médication antispécifique. Du reste, en dehors de cette coïncidence, il n'y a rien qui puisse justifier la confusion commise encore par quelques médecins, de l'ecthyma syphilitique avec l'ecthyma d'origine parasitaire. Ce qui caractérise la syphilide ecthymateuse superficielle, et ce qui la distingue nettement de toutes les autres variétés d'ecthyma, c'est sa durée qui est toujours beaucoup plus longue et sa marche essentiellement chronique. Ce caractère suffirait à lui seul à écarter toutes les causes d'erreur qui peuvent résulter d'une ressemblance plus ou moins prochaine dans les lésions cutanées.

L'ecthyma profond se distingue à bien des égards de la variété précédente. Il a beaucoup moins de tendance à se généraliser; au contraire, il est presque toujours circonscrit à certaines régions où il se montre de préférence et où il acquiert ses caractères les plus tranchés. Dans certains cas, les pustules de l'ecthyma profond peuvent se montrer sur le tronc et sur les membres supérieurs; mais ce n'est pas là leur siége habituel. C'est sur les membres inférieurs qu'elles naissent le plus souvent, et il semble même que la gravité des lésions augmente proportionnellement à la déclivité des parties sur lesquelles elles se développent. Ainsi les pustules les plus larges, les ulcérations les plus profondes, les cicatrices les plus accusées se trouvent toujours au niveau des régions les plus déclives, à la partie inférieure des jambes. La prédominance des lésions aux membres inférieurs est un caractère commun à l'ecthyma syphilitique ulcéreux et à l'ecthyma cachectique. Elle est d'ailleurs d'autant plus prononcée que les sujets sont plus affaiblis par l'âge, par les maladies, par les privations antérieures, circonstance qui tend encore à rapprocher l'une de l'autre ces deux affections. L'ecthyma profond suit une marche essentiellement chronique, sa durée est toujours longue et dépasse de beaucoup celle de la syphilide phlysaciée. Cette affection peut persister pendaut des mois et même pendant des années, malgré l'intervention des traitements les plus appropriés. Les phénomènes généraux, avec lesquels elle coïncide habituellement, dénotent toujours un état grave, une constitution profondément débilitée. Relativement à son époque d'apparition, et à la place qu'il occupe dans l'ordre chronologique de la syphilis, l'ecthyma profond doit être regardé comme un accident tardif, et il constitue une des manifestations cutanées les plus fréquentes de la période tertiaire de l'évolution syphilitique. Ce n'est que dans des cas exceptionnels qu'on l'observe comme manifestation de la syphilis primitive. Lorsqu'il apparaît ainsi à une époque rapprochée du début de l'infection, c'est en vertu de conditions particulières qui lui donnent une signification pronostique plus ou moins grave. Il faut remarquer d'ailleurs que l'ecthyma syphilitique profond peut succéder à l'ecthyma superficiel, par une sorte de transformation *in situ* des lésions qui caractérisent cette dernière variété, c'est-à-dire par l'agrandissement des pustules et par l'extension des ulcérations. Cette transformation s'observe surtout lorsque des circonstances accidentelles viennent augmenter la gravité de la syphilis et modifier le caractère des lésions cutanées qu'elle tient sous sa dépendance; aussi est-elle fréquente dans ces cas de syphilis à marche rapide que l'on a désignées sous le nom de *véroles malignes galopantes*. Du reste elle ne constitue pas un phénomène spécial à l'ecthyma syphilitique, car elle s'observe encore très-souvent, comme nous l'avons vu, dans l'ecthyma simple, lequel devient facilement ulcéreux et profond lorsqu'il survient chez un sujet cachectique. Ce fait prouve qu'il est difficile d'établir une distinction absolue entre les deux formes d'ecthyma syphilitique.

L'Ecthyma *superficiel* diffère surtout de la forme *ulcéreuse* par son époque d'apparition beaucoup moins tardive, et par sa signification pronostique qui est généralement beaucoup moins grave que celle de l'ecthyma profond.

Dans l'ordre chronologique de la syphilis, il peut être rangé à côté des accidents secondaires dont il constitue, d'ailleurs, une des formes les plus rares. Il ne se montre pas toujours seul, bien rarement au contraire, il est associé à d'autres formes de syphilides dont l'apparition est généralement plus précoce que la sienne et qui appartiennent plus franchement à la période secondaire. Chez certains malades qui sont de véritables spécimens de toutes les formes que peut engendrer la syphilis, on peut voir ainsi réunies des manifestations très-diverses, des taches d'érythème, des papules sèches ou humides, des vésicules et des plaques squameuses et enfin des pustules d'ecthyma, toutes lésions qui constituent par leur assemblage un polymorphisme remarquable et d'une grande valeur séméiotique. Mais l'ecthyma superficiel peut se montrer beaucoup plus tardivement, des mois, des années même après la date de l'infection. Dans ce cas, on ne saurait le considérer comme un accident secondaire, il se rapproche bien plutôt de ces accidents intermédiaires ou de transition qui marquent le passage de la période secondaire de la syphilis à la période tertiaire. Il faut remarquer, d'ailleurs, que l'apparition de l'ecthyma durant le cours de la syphilis est quelquefois subordonnée à l'influence de circonstances accidentelles qui peuvent la précipiter ou la retarder, de telle façon qu'elle peut être très-précoce ou au contraire se manifester très-tardivement. C'est ainsi que, chez certains sujets, on la voit survenir avec la plus grande facilité lorsque la peau a subi une irritation accidentelle plus ou moins prolongée, à la suite d'un bain, par exemple, ou d'une friction excitante, etc. M. Cazenave cite à ce propos, dans son traité des syphilides, une observation d'ecthyma superficiel, survenue douze ans après l'accident initial chez un malade syphilitique. Cette éruption s'était développée à la suite d'une friction que l'on avait pratiquée dans le but de guérir la gale dont ce malade était atteint : sa généralisation, sa marche, sa durée ne laissèrent aucun doute sur sa véritable nature. De même la précocité de l'ecthyma peut souvent être attribuée à une cause tout à fait intercurrente, à une émotion morale ou à une irritation cutanée plus ou moins vive. Mais ces circonstances qui peuvent avancer ou retarder l'apparition de la syphilide ecthymateuse ne modifient en rien sa valeur pronostique ; en effet, cette syphilide est le plus habituellement un accident bénin et sans gravité, et qui ne comporte pas d'indications thérapeutiques particulières. Elle appartient à l'évolution régulière de la syphilis au même titre que les autres accidents de la période dite secondaire (syphilides exanthématiques, papuleuses, vésiculeuses, squameuses). Toutefois elle est beaucoup moins fréquente que la plupart de ces manifestations secondaires, roséole, syphilide papulo-squameuse, ce qui semblerait indiquer que certaines conditions sont nécessaires pour sa production. Ces conditions résident principalement dans l'âge, le sexe et dans la constitution des sujets. Ainsi l'ecthyma se montre comme un accident fréquent chez les enfants, chez les femmes et chez les individus qui présentent les attributs des tempéraments lymphatique et scrofuleux, chez ceux qui ont les chairs molles, blafardes, et pour qui tout est prétexte à suppuration. En revanche ce sont les éruptions de forme sèche, papuleuses ou squameuses, que l'on rencontre plus souvent chez les individus qui ont le tempérament nerveux, qui ont la peau brune, sèche, irritable, et chez ceux qui ont des dispositions aux manifestations herpétiques. L'apparition de ces différentes éruptions et en particulier de l'ecthyma, semble donc être subordonnée à la nature du terrain sur lequel la syphilis exerce son action Du reste, cette influence du terrain se retrouve dans d'autres circonstances, comme nous l'avons montré à propos de l'ecthyma simple, aigu. Des indications thérapeutiques particulières ressortent de l'existence de ces conditions. Ces indications ont pour but de combattre les influences qui résultent de la nature même du terrain sur lequel l'ecthyma s'est développé et qui tendent à aggraver la marche de cette syphilide et à prolonger sa durée.

Ainsi, chez les lymphatiques et chez les scrofuleux, il est de toute nécessité d'associer au traitement mercuriel, qui a lui seul serait inutile ou même nuisible, les moyens que l'on emploie habituellement contre la constitution scrofuleuse. Les toniques, les ferrugineux, l'huile de foie de morue, trouvent ici leur emploi rationnel, de même que les moyens hygiéniques divers qui ont tant d'efficacité dans la syphilis. C'est en associant tous ces agents thérapeutiques que l'on peut espérer une modification rapide dans la marche des manifestations cutanées. Au contraire, lorsque l'ecthyma est abandonné à son évolution propre, il persiste beaucoup plus longtemps et ne tarde pas à se compliquer de formes éruptives plus graves ou d'accidents d'un autre genre, lui-même peut se transformer dans ces conditions et revêtir un caractère ulcéreux qui indique une aggravation évidente dans les effets du virus syphilitique, et qui nécessite la mise en œuvre d'une thérapeutique encore beaucoup plus énergique.

A propos de l'influence exercée par la constitution sur le développement et sur la marche de l'ecthyma précoce, nous ferons remarquer d'une façon générale, que la forme pustuleuse semble être influencée par les dispositions individuelles d'une manière toute particulière et plus qu'aucune autre des manifestations cutanées de la syphilis. Ainsi lorsqu'elle attaque un sujet jeune, vigoureux, elle est pour ainsi dire plus aiguë : les pustules offrent une réaction plus franchement inflammatoire, la secrétion purulente se forme plus promptement, l'épiderme est moins largement soulevé. Si, au contraire, c'est un malade au déclin de l'âge, ou bien même un sujet encore jeune mais encore affaibli, dont la constitution est profondément altérée, l'inflammation est peu vive, flétrie dès le début, et même dans quelques circonstances, le travail d'inflammation semble faire défaut, les surfaces sont violacées, livides et marquées par un mélange de la teinte syphilitique et de l'injection vineuse (1). Ces modifications qui marquent le passage de l'ecthyma superficiel à la forme ulcéreuse et profonde, reconnaissent pour cause fréquente l'existence de ces conditions d'ordre général dont nous avons parlé tout à l'heure, scrofule, anémie, lymphatisme etc., etc. Elles aggravent considérablement le pronostic de l'ecthyma précoce qui, dans la plupart des cas, comporte une signification bénigne et sans gravité. On en rencontre de semblables dans l'ecthyma profond, mais ici elles ont une valeur encore plus grande, car elles sont en rapport avec une intensité particulière du virus syphilitique, aussi bien qu'avec l'existence de mauvaises conditions générales. Elles peuvent apparaître dans toutes les circonstances où la syphilis prend une forme maligne, et elles constituent un des premiers phénomènes par lesquels s'annonce cette aggravation.

L'ecthyma profond, ulcéreux, possède une valeur symptomatique bien différente de celle qui caractérise habituellement l'ecthyma superficiel. Bien qu'il ne diffère pas essentiellement de ce dernier, en tant que lésion élémentaire, il

(1) Cazenave. Traité des syphilides.

ne faudrait pas pour cela le considérer comme une simple amplification de cette forme d'ecthyma. Ce qui l'en distingue principalement, c'est son caractère malin, extensif, ulcéreux ; c'est la signification pronostique toute différente qu'il comporte avec lui. Notons d'abord que l'ecthyma profond est généralement une lésion tardive qui n'apparaît qu'à une époque éloignée du début, de l'infection, plus rarement dans les premiers temps qui suivent la contamination. Les caractères de cet ecthyma tardif sont ceux qui appartiennent à toutes les manifestations éloignées de la syphilis. Ainsi, au lieu de se montrer disséminé et généralisé, à l'instar des éruptions de la deuxième période, il est plutôt circonscrit et distribué en groupes irréguliers qui peuvent affecter des formes très-diverses. Les éléments éruptifs qui le constituent ne se développent pas tous en même temps, ils apparaissent par poussées successives qui peuvent envahir les parties voisines, en formant des traînées qui prennent parfois le caractère phagédénique et qui semblent se développer par une sorte d'extension centrifuge. Parfois ils affectent une forme *ambulante serpigineuse*, se réparant par une des extrémités du groupe et envahissant par l'autre (1). La durée de cette siphylide est toujours très-longue, d'autant plus longue que la lésion appartient à une période plus reculée de l'évolution syphilitique. Dans certains cas, elle est excessivement rebelle et résiste aux efforts thérapeutiques les mieux dirigés. De toutes les syphilides, c'est une de celles qui récidivent le plus facilement et contre laquelle échouent le plus souvent les efforts de la médication préventive. La syphilide pustulo-crustacée, qui n'est autre chose qu'un ecthyma profond circonscrit, nous offre un exemple de cette ténacité que l'on retrouve d'ailleurs dans un grand nombre des manifestations cutanées tertiaires de la syphilis.

(1) A. Fournier. Leçons sur la syphilis.

Les cicatrices que l'ecthyma profond laisse presque toujours après lui présentent des caractères qui possèdent une grande valeur en tant qu'éléments pour le diagnostic rétrospectif de la maladie. Ces cicatrices, en effet, sont remarquables à plusieurs points de vue : par leur forme régulièrement circulaire, par leur surface lisse ou légèrement déprimée, enfin par leur coloration qui est généralement d'un brun cuivré plus ou moins foncé. Cette coloration persiste toujours pendant un temps très-long, pendant des mois et même pendant des années. C'est aux membres inférieurs qu'elle est le plus prononcée et qu'elle persiste le plus longtemps. A la longue cependant, elle peut finir par disparaître, et alors la cicatrice conserve une teinte d'un blanc mat tout à fait caractéristique.

Mais c'est moins par ses caractères objectifs et par les lésions qu'il entraîne avec lui, que l'ecthyma profond se sépare de l'ecthyma superficiel.

La différence réside bien plutôt dans la valeur séméiologique qui s'attache à son apparition. En effet, l'ecthyma profond est généralement un symptôme de syphilis grave et presque toujours, son apparition coïncide avec d'autres manifestations cutanées ou viscérales, pourvues d'une signification également sérieuse. Ici nous ne pouvons mieux faire que de citer les paroles d'un maître éminent. M. le Dr Al. Fournier. « L'ecthyma profond, dit-il, atteste de deux choses l'une : une vérole grave, un état général alarmant. Ainsi c'est un fait constant qu'il se produit, sinon d'une façon exlcusive, du moins avec une préférence marquée chez les sujets qui sont fortement éprouvés par la vérole, et qui sont éprouvés moins encore par le nombre que par la qualité des accidents. Lorsque la vérole prend une forme grave, il est rare que l'ecthyma profond ne figure pas un jour ou l'autre au nombre de ses manifestations. D'autre part c'est une forme que l'on observe surtout chez les sujets débilités, soit antérieurement à la contagion, soit consécutivement par le fait même de la siphylis; chez les sujets éprouvés par la misère, les privations, les chagrins, les émotions etc.; chez les sujets scrofuleux, lymphatiques; chez les individus enfin à constitution molle et délicate, à tendance pyogénique et pour qui tout est prétexte à suppuration. Aussi l'ecthyma profond est une des lésions qui accompagnent le plus fréquemment cet état grave que l'on a désigné sous le nom de cachexie syphilitique (1). » Ainsi donc on doit considérer l'ecthyma comme une des manifestations symptômatiques les plus graves de la syphilis, puisque cette complication s'observe presque toujours dans les cas où la diathèse syphilitique se montre elle-même empreinte d'une intensité particulière. Nous allons essayer maintenant d'entrer plus avant dans son étiologie et de chercher quelles sont les causes qui impriment à l'ecthyma profond la signification pronostique qui le caractérise. Or, ces causes sont les mêmes que celles qui rendent la syphilis grave et qui lui donnent ce cachet de malignité qu'elle présente chez certains sujets. On sait, en effet, que la syphilis n'est pas toujours maligne par elle-même, et que dans la plupart des cas, elle emprunte sa gravité à des influences de terrain et à des prédispositions individuelles d'une nature particulière. Ces influences sont généralement de nature débilitante, et c'est par là qu'elles activent l'action du virus syphilitique et qu'elles amènent l'éclosion de certains accidents cutanés et viscéraux.

C'est ainsi que les influences débilitantes qui résultent de certaines dispositions constitutionnelles, scrofule, anémie, lymphatisme, ou de circonstances accidentelles, grossesse, allaitement, privations, misère, etc., etc. jouent un rôle prépondérant dans l'étiologie des manifestations ulcéreuses de la peau chez les syphilitiques. Ce point de

(1). A. Fournier. Ouvrage cité.

l'histoire de la syphilis a été bien mis en lumière par les recherches intéressantes que mon ami et collègue E. Ory a consignées dans sa thèse inaugurale (1).

Les conclusions qui ressortent de ce travail et qui sont appuyées d'ailleurs sur un grand nombre d'observations très-démonstratives, tendent à attribuer à des influences accessoires, telles que celles que nous avons énumérées tout à l'heure, la véritable part dans l'étiologie des syphilides malignes précoces. D'après ces conclusions, l'évolution des syphilides malignes précoces serait indépendante de l'origine du virus et de son mode d'introduction dans l'économie. Sa véritable cause résiderait dans des influences étrangères à la syphilis, scrofule, anémie, lymphatisme, grossesse, alcoolisme, misère etc., etc... toutes influences qui agissent comme autant de causes de débilitation et de cachexie. Si ces données sont exactes, on doit considérer les manifestations ulcéreuses qui apparaissent vers la peau dans la syphilis maligne précoce, comme le résultat de causes accidentelles bien plus que comme le produit de l'action directe du virus syphilitique. Cette conclusion s'applique d'ailleurs à d'autres manifestations de la syphilis, telles que celles qui apparaissent dans la période tertiaire, comme M. Diday l'a très-nettement fait ressortir. Cet auteur dit, en effet, que le véritable agent du tertiarisme, c'est le degré variable de résistance de l'organisme, affaibli par l'âge, les dyscrasies, la privation d'air pur, de nourriture, de sommeil, des écarts de régime, et enfin l'abus des liqueurs alcooliques (2). Le Dr A. Renault dit de son côté, à propos de l'influence exercée par les habitudes alcooliques sur le développement des accidents cutanés ulcéreux dans la syphilis, que l'alcoolisme est une des causes les plus puissan-

(1) E. Ory. Recherches cliniques sur l'étiologie des syphilides malignes précoces. Thèse de Paris, 1875.

(2) Diday. Histoire naturelle de la syphilis.

tes des accidents tertiaires : Les syphilides dont il provoque l'apparition, revêtent principalement la forme ulcéreuse (1).

Il semble donc légitime de conclure, d'après ces différents témoignages, que les manifestations ulcéreuses qui surviennent du côté de la peau dans la syphilis, sont le résultat de conditions générales, et que la gravité de ces manifestations est en rapport avec ces conditions autant qu'avec l'action directe du virus lui-même. Mais si cette proposition est exacte, l'interprétation des accidents cutanés devient plus difficile, puisque deux sortes de causes président à leur évolution, une cause syphilitique et une cause étrangère à la syphilis. Quelle part faut-il faire à chacune de ces influences? En d'autres termes, étant donné un accident ulcéreux du côte de la peau, à quel signe reconnaîtrons-nous qu'il est d'origine syphilitique? Cette distinction est loin d'être inutile au point de vue du traitement, car les moyens thérapeutiques qui conviennent dans un cas deviennent insuffisants dans un autre. Ce qui prouve du reste qu'elle est loin d'être superflue, c'est que l'ecthyma profond se présente souvent chez les syphilitiques sous le même forme que celle qui caractérise l'ecthyma purement cachectique. Ce sont de part et d'autre le même siége, le même mode de distribution, les mêmes ulcérations arrondies entourées d'une auréole violacée. Ces caractères existent surtout lorsque l'ecthyma coïncide avec un état cachectique surajouté à la syphilis, comme par exemple, dans ces cas de syphilides malignes précoces, dont j'ai parlé tout à l'heure, et alors il devient difficile de discerner la véritable nature des lésions cutanées et de déterminer si elles sont réellement d'origine syphilitique.

Au dire des syphiliographes, les caractères de l'ecthyma

(1) A. Renault, de Saint-Denis. Essai sur l'influence de l'alcoolisme dans le développement de plusieurs groupes d'affections cutanées.

syphilitique seraient assez tranchés pour écarter toute erreur. C'est ainsi que la croûte épaisse, saillante, d'un vert bronzé, souvent formée de couches concentriques, plus tard l'ulcération grisâtre entourée d'une auréole cuivrée et enfin ultérieurement la cicatrice cuivrée, lisse, régulièrement circulaire, seraient des caractères tout à fait spéciaux à l'ecthyma syphilitique. Mais ces particularités ne sont pas assez prononcées, dans tous les cas, pour affirmer l'origine spécifique de la lésion. Il faut remarquer d'ailleurs que la syphilis, par le seul fait de son existence, peut communiquer aux affections cutanées accidentelles un cachet véritablement spécifique, une *forme syphilitique* qui peut induire en erreur sur la véritable nature de ces affections. C'est ainsi que l'on a vu des plaies, des ulcérations, suites de traumatismes, revêtir chez des sujets syphilitiques des caractères tout à fait semblables à ceux qui distinguent les accidents ulcéreux qui surviennent spontanément daus la syphilis (1). Mais, s'il en est ainsi, on comprend qu'un ecthyma survenant chez un individu en puissance de vérole, emprunte une physionomie particulière à la diathèse avec laquelle il coexiste et qu'il revête des caractères cliniques en rapport avec cette diathèse, ulcération, auréole cuivrée, etc., etc. Or on peut se demander, devant une pareille lésion, si l'on a affaire à un ecthyma réellement syphilitique ou bien seulement à un ecthyma chez un syphilitique. Cette distinction, assez subtile au premier abord, est cependant d'une grande importance; elle est même indispensable pour le traitement; mais dans bien des cas elle présente des difficultés presque insurmontables. L'examen de l'état général et des phéno-

(1) Voir Henri Petit. Thèse de Paris. De la syphilis dans ses rapports avec le traumatisme, et P. Berger, De l'influence des maladies constitutionnelles sur la marche des lésions traumatiques. Thèse d'agrégation, 1875.

mènes concomitants, et la recherche des accidents commémoratifs sont d'un plus grand secours en pareille matière que l'étude des caractères propres de la lésion elle-même. Le traitement, qui est un moyen de diagnostic si précieux pour toutes les manifestations de la syphilis, peut fournir également des indications très-importantes pour la solution de cette question. Mais, nonobstant l'emploi de ces moyens, le diagnostic est condamné dans bien des circonstances à rester en suspens.

On voit par ce qui précède que l'interprétation de l'ecthyma, envisagé comme affection symptomatique de la syphilis, peut offrir de grandes difficultés. Si l'on ne tenait compte que des caractères objectifs de la lésion cutanée, et même de sa marche, de sa durée, on risquerait bien des fois de rester dans le doute. Les considérations tirées de l'état général ne peuvent elles-mêmes être d'un grand secours, puisque la cachexie qui domine dans la plupart des états où l'on rencontre l'ecthyma ulcéreux, aussi bien en dehors de la syphilis que dans la syphilis elle-même, ne présente pas des caractères assez tranchés pour fournir des données certaines, relativement à la nature de la manifestation cutanée avec laquelle elle coïncide. Ces difficultés se rencontrent surtout dans certaines lésions ulcéreuses qui surviennent fréquemment chez les nouveau-nés et qui coexistent avec des états cachectiques plus ou moins semblables à celui qui accompagne la syphilis infantile. Ces lésions sont mises bien souvent sur le compte de la syphilis alors qu'elles sont en réalité tout à fait indépendantes de cette diathèse. Mais on conçoit la possibilité d'une semblable erreur en présence des caractères de ces lésions et des états cachectiques qu'elles compliquent et qui simulent quelquefois à s'y méprendre l'apparence syphilitique. M. le Dr Caillault, dans son excellent ouvrage (1), a très-bien fait ressortir ce point de l'histoire des cachexies infantiles. « Il existe chez l'enfant, dit-il, des lésions cutanées multiples, qui, survenant dans un état plus ou moins avancé de cachexie, sont mises journellement sur le compte de la syphilis. L'ensemble de ces lésions, qui se groupent parfois d'une façon trompeuse pour le diagnostic, constitue ce que l'on pourrait appeler *pseudo-syphilis*. Les différentes affections cutanées qui surviennent dans le cours de cette forme de syphilis, peuvent revêtir une allure d'autant plus trompeuse, que beaucoup de médecins se contentent de la simple apparence d'une ou de plusieurs lésions de teinte plus ou moins nuancée, pour affirmer l'origine spécifique de la maladie. » D'autre part, il faut remarquer que si la syphilis frappe surtout la peau et les muqueuses, comme le dit Mahon, elle n'est pas seule à offrir cette prédilection, et que les différentes cachexies présentent cette tendance à un degré encore beaucoup plus prononcé. Les cachexies quelles qu'elles soient, dit M. Caillault, frappent surtout la peau et les muqueuses et avec plus d'intensité que la syphilis congéniale. Nous ferons observer encore que les apparences syphilitiques se présentent toujours chez des enfants dont l'état général est appauvri, cachectique. C'est chez des enfants ainsi débilités, que l'on rencontre les lésions qui sont décrites partout comme signe principal de cette maladie, c'est-à-dire ces lésions ulcéreuses qui paraissent être le triste privilége des cachexies infantiles. On conçoit dès lors que cette coïncidence de manifestations ulcéreuses et d'un état cachectique, puisse éveiller l'idée de syphilis. Les chances d'erreur sont d'autant plus grandes, que l'apparence des lésions cutanées dans l'ecthyma simplement cachectique des nouveau-nés,

(1) Caillault. Traité des maladies de la peau chez les enfants.

est très-semblable à celle que revêt habituellement l'ecthyma symptomatique de la syphilis. Ce dernier se distinguerait, au dire des auteurs, par la disposition en groupes de ses éléments éruptifs, par la coloration cuivrée de l'auréole qui les entoure, par la forme circulaire des ulcérations; enfin par la teinte particulière et la largeur des cicatrices. Mais, ces particularités n'ont pas une valeur suffisante; car elles peuvent se rencontrer dans d'autres conditions. C'est ainsi que chez les enfants débilités par de mauvaises conditions hygiéniques ou par des maladies chroniques, on observe souvent l'apparition de pustules d'ecthyma auxquelles succèdent des ulcérations dont la forme circulaire, les bords taillés à pic, la coloration brun violacé, simulent à s'y méprendre l'apparence syphilitique. Des lésions semblables surviennent même en dehors de tout état cachectique, par le seul effet de la malpropreté et de la macération dans l'urine; ces lésions qui guérissent avec la plus grande facilité en imposent souvent pour des manifestations syphilitiques. Conséquemment, on ne saurait conclure de l'existence de certains caractères à la nature syphilitique des manifestations ulcéreuses de la peau. C'est dans un autre ordre de faits qu'il faut chercher les éléments du diagnostic et les moyens de prononcer avec certitude. Or, il faut se rappeler que, si la syphilis s'accompagne presque toujours, chez le nouveau-né, d'un état cachectique très-prononcé, cet état cachectique présente des traits spéciaux qui lui donnent une physionomie à part, et qui peuvent suffire à le distinguer des autres cachexies infantiles non spécifiques. Dans la syphilis congéniale, en effet, les enfants présentent généralement, dès le moment de la naissance, un aspect particulier et même tout à fait pathognomonique : ils sont amaigris, étiolés, leur peau est jaune et terreuse, leurs traits sont sillonnés de rides profondes qui leur donnent l'aspect de petits vieillards; leurs téguments présentent une coloration bistrée, dont l'existence constituerait, suivant Trousseau et Lasègue (1), un signe presque infaillible de syphilis. D'autre part, la syphilis des nouveau-nés suit une évolution très-hâtive, de telle façon que les manifestations cutanées se succèdent avec une grande rapidité et apparaissent souvent en même temps, les accidents de la periode tertiaire empiétant sur ceux de la période secondaire. Or l'existence de ces manifestations peut être d'un grand secours pour le diagnostic dans les cas douteux, et alors que l'on hésite à rapporter des lésions ulcéreuses de la peau à la syphilis. Parmi ces accidents, celui qui a le plus de valeur au point de vue du diagnostic c'est la *plaque muqueuse*, c'est-à-dire cette sorte d'ulcération grisâtre, arrondie que l'on trouve répandue ordinairement en grand nombre autour des orifices naturels et sur les muqueuses chez les nouveau-nés syphilitiques. « Le véritable signe pathognomonique de la syphilis du nouveau-né, dit M. Caillault, c'est la plaque muqueuse: Elle constitue à elle seule toute la maladie » (2). Il faut citer encore un autre signe d'une grande valeur, le coryza des nouveau-nés qui ne se montre guère que dans la syphilis et qui est d'ailleurs contemporain de la plaque muqueuse. Ces différents signes peuvent être nécessaires pour assurer le diagnostic, car nous le répétons, l'ecthyma dans la syphilis congéniale ne possède pas toujours des caractères assez tranchés, et ne se distingue pas assez des manifestations ulcéreuses qui surviennent dans d'autres conditions et notamment dans les diverses cachexies infantiles, pour que la seule considération de ses caractères puisse autoriser à affirmer son origine spécifique. Ainsi, lorsque le doute existe sur la nature d'un ecthyma chez un nouveau-né, il

(1 Trousseau et Lasègue. De la syphilis constitutionnelle chez les nouveau-nés. (Arch. de méd., 1849.)

(2) Caillault. Ouvrage cité.

faut rechercher ailleurs, dans l'état général, dans les symptômes concomitants, les éléments du diagnostic; et si par suite de l'absence de ces signes le doute subsiste, il est préférable alors de suspendre son jugement et d'attendre que la marche de la maladie et l'apparition d'autres symptômes doués d'une plus grande valeur viennent écarter toute incertitude. Il est inutile d'ailleurs de faire ressortir les conséquences que pourrait avoir une erreur en pareille matière, car il s'agit ici des intérêts sociaux des malades aussi bien que de leurs intérêts thérapeutiques.

On voit par ce qui précède que cette question de la nature de l'ecthyma peut offrir des difficultés considérables dans la pratique, et qu'elle peut être une source de sérieux embarras pour le médecin. Il est encore un autre point sur lequel j'insisterai avant de terminer ce travail. On a vu, par les considérations qui précèdent que l'apparition des manifestations ulcéreuses cutanées, et particulièrement de l'ecthyma dans la syphilis doit être considérée surtout comme l'expression d'une tendance cachectique. Ce fait a une grande importance au point de vue thérapeutique, car il renferme l'indication formelle de recourir à certains moyens qui ont pour but de modifier l'état général, et de relever les forces des malades presque toujours atteintes par la cachexie même qui amène l'apparition de l'ecthyma. Il présente encore une grande importance au point de vue nosologique, car il tend à prouver que les manifestations graves de la syphilis empruntent leur gravité moins à la syphilis elle-même qu'à la nature du terrain sur lequel elle se développe.

Arrivé à la fin de ce travail, je crois pouvoir poser les conclusions suivantes :

1° L'ecthyma est une affection rarement idiopathique, presque toujours secondaire.

2° L'ecthyma aigu succède dans la plupart des cas à des causes d'irritation locale. Il est un des symptômes les plus fréquents et les plus importants des affections dites *parasitaires.*

3° L'ecthyma chronique succède quelquefois à des causes d'ordre externe, mais il se rattache toujours à des causes d'ordre général. Les premières jouent le rôle de causes occasionnelles, déterminantes, les autres celui e causes prédisposantes.

4° L'ecthyma chronique est une complication fréquente dans tous les états où la cachexie domine, maladies chroniques, fièvres graves, débilitation par suite de mauvaises conditions hygiéniques, etc., etc. Il peut se montrer encore comme phénomène critique, ou dans le cours de certaines affections de systèmes nerveux.

5° L'ecthyma est une des manifestations cutanées les plus graves de la syphilis, sa gravité est subordonnée au caractère de l'ulcération qui ne se rencontre que chez les sujets fortement éprouvés par la syphilis ou par de mauvaises conditions intercurrentes. L'intervention des états cachectiques a une influence marquée sur le développement et sur la marche de l'ecthyma syphilitique.

Paris. A. Parent, imprimeur de la Faculté de Médecine, rue M.-le-Prince, 31.

BASSEREAU (Léon). **Traité des affections de la peau symptomatiques de la syphilis,** Paris, 1852, in-8. 7 fr. 50

BASSEREAU (Edmond). **Origine de la syphilis.** 1873, in-8 de 49 p. 1 fr. 50

CAILLAULT, **Traité pratique des maladies de la peau chez les enfants.** 1859, in-18 de 400 pages. 3 fr. 50

CHAUSIT. **Traité élémentaire des maladies de la peau,** par le Dr CHAUSIT, d'après l'enseignement théorique et les leçons cliniques de M. le Dr A. Cazenave, médecin de l'hôpital Saint-Louis. 1853, 1 vol. in-8, XII-448 pages. 3 fr.

DIDAY. **Exposition critique et pratique des nouvelles doctrines sur la syphilis,** suivie d'un Essai sur de nouveaux moyens préservatifs des maladies vénériennes. 1858, in-18 jésus de 560 pages. 4 fr.

HARDY (Alfred). **De quelques modifications à introduire dans l'enseignement médical officiel** et particulièrement dans l'enseignement de la Faculté de médecine de Paris. 1875, in-8 de 16 p. 50 c.

HUNTER (J.). **Œuvres complètes,** traduites de l'anglais par le Dr RICHELOT. 1843, 4 vol. in-8 avec atlas in-4 de 64 planches. 40 fr.

IZARD (A.-A.). **Nouveau traitement de la maladie vénérienne et des syphilides ulcéreuses** par l'iodoforme. 1871, in-8 de 46 p. 1 fr. 50

JEANNEL. **De la prostitution dans les grandes villes au XIXe siècle,** et de l'extinction des maladies vénériennes. *Deuxième édition.* 1874, 1 vol. in-18 jésus X-648 p., avec fig. 5 fr.

JEANNEL. **Formulaire officinal et magistral international,** comprenant environ quatre mille formules tirées des pharmacopées légales de la France et de l'étranger, ou empruntées à la pratique des thérapeutistes et des pharmacologistes, avec les indications thérapeutiques, les doses de substances simples et composées, le mode d'administration, l'emploi des médicaments nouveaux, etc., suivi d'un mémorial thérapeutique. *Deuxième édition* revue et mise au courant des progrès de la thérapeutique. 1876, in-18 de XLIX-966 pages, cart. 6 fr.

ORY (Eugène). **Recherches cliniques sur l'étiologie des syphilides malignes précoces,** accompagnées d'observations nouvelles recueillies à l'hôpital Saint-Louis. 1876, 1 vol. in-8 de 100 p. 2 fr.

RICORD. **Lettres sur la syphilis,** *Troisième édition.* 1863, in-18 de VII-558 pages. 4 fr.

ROBERT. **Nouveau traité sur les maladies vénériennes,** d'après les documents puisés dans la clinique de M. Ricord et dans les services hospitaliers de Marseille, suivi d'un Appendice sur la syphilisation et la prophylaxie syphilitique, et d'un formulaire spécial, par Melchior ROBERT, professeur à l'École de médecine de Marseille. 1861, in-8 de 788 pages 9 fr.

Syphilis vaccinale (de la). Communications à l'Académie de médecine, par MM. DEPAUL, RICORD, BLOT, Jules GUÉRIN, TROUSSEAU, DEVERGIE, BRIQUET, GIBERT, BOUVIER, BOUSQUET, suivies de mémoires sur la transmission de la syphilis par la vaccination et la vaccination animale, par MM. A. VIENNOIS (de Lyon), PELLIZARI (de Florence), PALASCIANO (de Naples), PHILIPPEAUX (de Lyon), et AUZIAS-TURENNE. 1865, in-8 de 392 p. 6 fr.

WOILLEZ. **Dictionnaire de diagnostic médical,** comprenant le diagnostic raisonné de chaque maladie, leurs signes, les méthodes d'exploration et l'étude du diagnostic par organe et par région, *Deuxième édition.* 1870, in-18 de VII-1114 pages avec 310 figures. 16 fr.

Paris. A. PARENT, imprimeur de la Faculté de médecine, r. M.-le-Prince, 29-31.

www.ingramcontent.com/pod-product-compliance
Ingram Content Group UK Ltd.
Pitfield, Milton Keynes, MK11 3LW, UK
UKHW020235220726
13923UKWH00002B/660